ACCOUCHEMENT, NAISSANCE : UN CHEMIN INITIATIQUE

Martine Texier

Le Souffle d'Or
BP 3
05300 Barret-sur-Méouge

Crédits photos : Jacques Copin,
sauf pp.35, 50 bas, 369 Jean-François Boujut,
et pp. 37, 45, 47, 48, 50 haut, 58, 161, 192, 206, 240,
249, 256, 258, 268, 295 Thierry Dubœuf
Illustration couverture : Magali Charrier
Mise en page : A'Prim / Serres (05)
Impression : Louis-Jean / Gap (05)

Dépôt légal janvier 2002
ISBN 2 84058 205 8

Éditions Le Souffle d'Or
BP 3
05300 Barret-sur-Méouge
(France)
www.souffledor.fr

Table des matières

À toutes les mères,
À toutes les mères de ma lignée,
À ma grand-mère Élisa,
À ma mère.

Remerciements à :

- Roger Clerc, présent au commencement de mon chemin initiatique de yoga,
- Yves Mangeart, parrain de cet ouvrage et de mon initiation à la Vie,
- Richard Moss, parrain de cet ouvrage et de mon initiation à l'ouverture du cœur,
- Mylène Defrance, pour ses magnifiques dessins d'anatomie,
- Jacques Copin, pour les superbes photographies de Mélanie,
- Mélanie Vaudaine, qui a posé avec tant de grâce pour cet ouvrage,
- Thierry Dubœuf, pour la poésie de ses photographies,
- Jean-François Boujut, pour la qualité artistique de ses photographies,
- Toutes les mères et tous les pères qui ont enrichi cet ouvrage et mon enseignement de leurs témoignages,
- Natasha Wilcke pour sa traduction en anglais pleine de sensibilité du résumé de l'ouvrage,
- Lucie Nérot et Yves Michel, pour leur traduction en français de la préface de Richard Moss,

- Anne-Marie Arnaud, pour la qualité de ses corrections et de ses relectures mais aussi pour sa présence à mes côtés dans l'écriture de cet ouvrage,

- Yves Michel, grâce à qui mon message peut toucher de nombreux couples.

Notre peur la plus profonde n'est pas que nous ne soyons pas à la hauteur.

Notre peur la plus profonde est que nous sommes puissants au-delà de toute limite.

C'est notre propre lumière et non pas notre obscurité qui nous effraie le plus.

Nous nous posons la question : « Qui suis-je, moi, pour être brillant, radieux, talentueux et merveilleux ? »

En fait, qui êtes-vous pour ne pas l'être ?

Vous êtes un enfant de Dieu. Vous restreindre, vivre petit ne rend pas service au monde.

L'illumination n'est pas de vous rétrécir pour éviter d'insécuriser les autres.

Nous sommes nés pour rendre manifeste la gloire de Dieu qui est en nous.

Elle ne se trouve pas seulement chez quelques élus : elle est en chacun de nous, et au fur et à mesure que nous laissons briller notre propre lumière, nous donnons inconsciemment aux autres la permission de faire de même.

En nous libérant de notre propre peur, notre présence libère automatiquement les autres.

Extrait du discours prononcé par
Nelson Mandela *lors de son intronisation*
à la présidence de la République de l'Afrique du Sud. 1994

Préface de Richard Moss

Introduction à Accouchement, Naissance : un chemin initiatique

Il me semble qu'une des conséquences de l'uniformisation croissante de la société est que l'humanité est de plus en plus dépouillée de ses initiations. Après tout, les initiations sont exactement ce que le mot lui-même laisse entendre : de nouveaux commencements, des passages vers de nouveaux possibles. Pour celui qui vit une véritable initiation, la médiocrité inconsciente n'est plus un choix possible : le sentiment de sécurité que procure la conformation au statu quo apparaît sous l'angle de sa vacuité spirituelle. L'initiation nous amène à être plus vivants intérieurement. Le corps comme l'esprit ont été renouvelés à la Source. La société uniformisée laisse peu de place à l'originalité. C'est pourquoi toute initiation véritable comporte une part significative de danger : il s'agit d'abord d'y survivre et ensuite, par notre vie, de renouveler notre monde afin de donner un sens à cette initiation.

La nature, dans son génie, a rythmé nos vies d'initiations. Les plus grandes sont probablement la naissance et la mort, même si l'appel constant à la sécurité et à un confort complaisant, qui sont constitutifs de notre monde moderne, ont rendu ces événements primordiaux superficiels. La triste vérité est que ce n'est pas la société qui nous prive de ces rites de passage : comme nous semblons avoir perdu la capacité de réaliser ce à quoi nous renonçons, nous abandonnons ces initiations sans nous en rendre compte. Nous nous sentons obligés d'échanger le risque et l'incertitude liés à une initiation profonde contre la consolation à court terme que nous promet la médecine moderne : une naissance sans douleur et pratiquement sans problème. Il est évident que nous pouvons tous être reconnaissants d'avoir la possibilité de vivre le processus de la naissance avec un minimum de risque pour la mère et pour l'enfant : c'est une libération fabuleuse. Mais malheureusement, nous ne nous contentons pas de préserver la vie ; nous faisons constamment intrusion, et souvent de manière inutile, dans le processus de la mise au monde et, ce faisant, nous diminuons le potentiel de transformation pour la mère et nous interrompons des processus cruciaux pour le nouveau-né.

Court-circuiter les initiations les plus sacrées de la Nature a de profondes conséquences à long terme : cela affaiblit notre capacité innée à devenir des individus aimants et doués de compassion, capables plus tard de prendre de bonnes décisions dans leur vie sociale. C'est pourquoi le livre de Martine Texier *Accouchement, Naissance : un chemin initiatique* est si important. Martine nous rappelle que l'épreuve de l'accouchement doit être replacée dans un contexte sacré. L'auteur explique comment la mère, quand elle vit la mise au monde comme une véritable initiation, est préparée par la grossesse et l'accouchement à fusionner son Soi infini avec l'âme de son enfant. Cette initiation éveille en elle sa capacité la plus profonde au « nourrissement ». C'est cette union sacrée qui est selon moi la racine de la capacité naturelle, que nous possédons tous, de devenir des individus aimants et doués de compassion.

Comme le souligne Martine, ce potentiel est terriblement amoindri quand il n'est pas permis à une femme d'aller jusqu'à la limite de son Soi connu, pour être ensuite amenée au-delà, vers de nouveaux espaces, par l'épreuve du travail puis la libération finale de l'accouchement. Martine nous lance un avertissement important : si nous remettons la responsabilité de l'accouchement au corps médical, nous dépouillons les femmes de leur pouvoir inhérent à cet événement d'une importance capitale. De plus, en anesthésiant la douleur de l'accouchement et en réduisant par là sa capacité à éveiller des choses en nous, nous le rendons spirituellement trivial : cela devient un événement sentimental et non plus catalytique. La détresse émotionnelle et physiologique infligée à l'enfant est également dommageable : par exemple quand on coupe prématurément le cordon ombilical, et qu'on interrompt ainsi le passage naturel vers la respiration, quand on donne des claques à l'enfant pour le forcer à commencer à respirer (parce que le cordon ombilical a été coupé trop tôt), quand on lui met des produits chimiques agressifs dans les yeux juste après la naissance, quand on retarde le moment où la mère prend l'enfant sur son sein. Par ces gestes et beaucoup d'autres, nous provoquons une rupture dans ce que la Nature avait intelligemment conçu pour initier à la fois la mère et l'enfant : la plus longue relation de maternage de toute forme de vie sur terre. C'est cette longue relation, pendant laquelle la mère prend soin de l'enfant, qui devient le modèle de nos futurs échanges d'amour,de notre confiance en nous-même et en les autres. En résumé, c'est la relation la plus formatrice.

La naissance et les minutes et les jours qui suivent renferment une des plus grandes merveilles de la vie. Quand la mère prend immédiatement l'enfant sur son sein et qu'il retrouve le battement de son cœur, c'est ce battement du cœur de la mère qui va régir la coordination des connexions entre le cœur de l'enfant, son système limbique, qui préside aux relations affectives, et les zones du néo-cortex, qui peuvent devenir le siège d'une compréhension sociale et spirituelle plus grande. Ces premiers moments de la vie influencent donc notre capacité à être aimant et à atteindre une certaine sagesse sociale. En même temps, la paix céleste que connaît une femme après un accouchement naturel communique un état de paix au système neurochimique émotionnel de l'enfant, et ce dernier se remet alors rapidement du traumatisme lié au processus de la naissance. Cela aura des conséquences profondes sur la manière dont l'enfant réagira ultérieurement face à la peur. Et, quand l'enfant regarde le visage de sa mère, un processus complexe d'organisation des centres visuels se met en place afin qu'il la reconnaisse et puisse en créer un processus qui donne un sens émotionnel et sensuel à ses perceptions. Quand l'enfant tète, le corps de la mère produit des hormones qui rétrécissent l'utérus et détachent et expulsent naturellement le placenta, ce qui diminue les risques d'hémorragie. En même temps, le colostrum de la mère initie la digestion chez l'enfant et contribue à activer son système immunitaire. On voit ainsi que la mère et l'enfant sont dans une relation de soin réciproque. Cette relation va se poursuivre pendant de nombreuses années et elle pose littéralement les bases émotionnelles et physiologiques pour toutes les relations futures de chaque nouvel être humain. Mais, sans une initiation complète, comme Martine Texier le montre dans un récit poignant, la mère peut être incapable de s'engager complètement dans la profondeur de cette relation.

Je connais Martine depuis plusieurs années. C'est une femme de cœur et une femme intelligente. J'ai suivi sa passion et j'ai vu comment elle s'est consacrée toute sa vie à la tâche d'amener une plus grande conscience dans notre expérience collective de la grossesse et de la naissance. J'ai eu avec elle des conversations très enrichissantes à ce propos. Comme elle l'a fait dans son premier livre, *L'attente sacrée, 9 mois pour donner la vie,* Martine nous rappelle encore une fois que la Nature est plus sage que nos intellects. Elle nous encourage tous, femmes comme hommes, à exiger à nouveau une relation authentique avec notre corps et notre destinée, en accueillant consciemment la grande initiation de l'accouchement dont la Nature fait potentiellement cadeau à chaque vie humaine.

Richard Moss

23 octobre 2001

Préface de Yves Mangeart

Dans un premier livre, *L'Attente Sacrée, 9 mois pour donner la vie*, Martine Texier a fait partager à des milliers de femmes son expérience pratique de la préparation des femmes enceintes à la naissance de leur enfant.

Ce deuxième livre, *Accouchement, Naissance : un Chemin Initiatique,* est un approfondissement du premier. Il baigne de lumière les prises de conscience qui jalonnent le propre parcours personnel, familial et professionnel de Martine. La gestation et l'accouchement de cet ouvrage sont nourris de l'enthousiasme de l'auteur et de son sens pratique. Chaque semaine, ses cours pour femmes enceintes viennent enrichir son expérience.

Le pouvoir initiatique des neuf mois de l'Attente Sacrée et de la naissance a besoin d'être mis en pleine lumière. Certes la femme a là la chance unique d'être investie de la grâce des commencements au quotidien, pendant une longue période, au plus profond d'elle-même.

Mais elle peut aussi, par ignorance, la gaspiller, si elle se laisse polariser par les petits côtés de cet événement grandiose. Elle subira alors une foule de désagréments qui la laisseront à la frange, alors qu'elle peut être au cœur du mystère même de la vie. Nausées, craintes, mécontentements, incompréhensions, douleurs, handicaps, contraintes, attitudes narcissiques, exigences contrariées, bouleversement des habitudes et, pour finir, douleurs à éviter à tout prix, peuvent émailler un parcours mal préparé et mal accompagné.

« Tout dépend de ce sur quoi on insiste. »

Les livres de Martine éclairent le potentiel initiatique des neuf mois de transformation et du point d'orgue de la naissance.

Qu'entend-on par initiation ? C'est la prise de conscience émerveillée de la nouveauté de l'instant (*in-stare* : se tenir au-dedans).

La Présence immense et mystérieuse est là, au-dedans de toutes les réalités. Pendant la grossesse, la présence du bébé au cœur du corps de la femme manifeste et révèle silencieusement cette vérité. Et pour qui sait « voir », ce même processus qui mène à l'enfantement est partout présent dans le grand Oeuvre de la nature et de la vie.

La femme enceinte n'est pas enceinte seulement de son bébé. Elle peut prendre puissamment conscience que ce n'est pas uniquement son corps qui change : son regard ne va plus voir de la même façon ; le monde sonore la touche tout autrement. Elle ne se ressent plus, ni elle ni les autres, comme avant. Son être entre plus facilement en résonance avec tout être.

Elle est enceinte d'un « être nouveau », d'un « être-au-monde » originel.

Le papa peut tout aussi bien être touché par cette grâce du renouveau et du mystère.

Dans cet esprit, les parents peuvent s'éveiller au bouleversant pouvoir de donner la vie, qui est au cœur même de l'existence. L'aventure de la naissance de leur enfant, de leurs enfants, peut illuminer leur vie au point qu'ils soient sans cesse « enceints » de nouveaux projets, de nouvelles gestations, de nouveaux enfantements.

L'initiation, c'est « faire l'amour » avec amour dans les mille actes de la vie quotidienne.

L'initiation, c'est se laisser pénétrer, se laisser toucher par les signes qui viennent ensemencer sans cesse celle et celui qui se rendent disponibles à l'instant présent.

L'initiation, c'est pénétrer au-dedans et au cœur de soi-même pour renaître sans cesse à l'ardeur de la jeunesse, de la beauté, du jaillissement.

L'initiation, c'est participer pleinement à tous les processus de vie, tant dans les moments d'intimité et de calme que dans les tempêtes et les bouleversements créateurs de renouveaux.

Yves Mangeart
20 octobre 2001

ACCOUCHEMENT, NAISSANCE : UN CHEMIN INITIATIQUE

La vie est ponctuée d'étapes, de « passages ». La naissance est le premier, la mort le dernier.

Depuis quelques années, beaucoup se sont intéressés à l'accompagnement des mourants, pour donner une dimension plus humaine au grand départ qu'est la mort. De même que la médecine a connu (connaît encore parfois) de l'acharnement thérapeutique autour de la fin de vie, la naissance se déroule de plus en plus, hélas ! dans un climat « d'hypermédicalisation ».

Les récits de ceux qui ont connu des « comas dépassés », nous ont permis d'émettre des hypothèses sur les étapes de la mort. De nombreux témoignages parlent de la traversée d'un long tunnel qui débouche sur une lumière indescriptible, baignant dans un sentiment d'amour jamais connu auparavant.

La mort semble être le passage de ce corps de chair vers un nouvel état de Lumière et d'Amour inconditionnel.

La Naissance est ce même passage, mais dans l'autre sens, c'est-à-dire que le bébé vient de cette Lumière, de cette dimension cosmique, pour s'incarner dans un corps. La naissance est un mouvement de l'Infini, de la « vastitude », vers les limites d'un corps physique.

Le passage dans le tunnel est symbolisé par le passage dans le bassin de la mère. Ce qui nous est suggéré par deux termes anatomiques qui ne sont pas là par hasard :

- le sacrum, qui attire l'attention sur la dimension sacrée de la naissance ;

- le périnée (grec *périnéos*, autour du temple) : le corps, plus exactement le bassin n'est-il pas « l'enceinte » de notre temple intérieur.

De cette expérience du premier passage, dépendront tous les autres passages de la vie : l'entrée dans l'enfance, l'adolescence, l'âge adulte, la vieillesse et toutes nos différentes crises, jusqu'au dernier passage qu'est la mort.

De la même façon que l'on a pris conscience de la nécessité de l'accompagnement de la fin de vie, faisons que la préparation à la naissance soit l'accompagnement du passage de l'enfant d'une dimension cosmique, de lumière, vers l'incarnation dans un corps ; qu'il soit aussi l'accompagnement de la mère dans son ouverture à la dimension cosmique.

Le chemin initiatique

Le vécu de la naissance est un véritable chemin initiatique. Je prendrai deux exemples très différents pour illustrer mon propos, le premier du domaine profane, le deuxième, du domaine sacré, pour que chacun puisse y trouver une résonance.

1. L'ascension d'une montagne

La naissance d'un enfant peut être comparée à l'ascension jusqu'au sommet d'une haute montagne, avec tout ce que cela comporte d'efforts soutenus, de moments de découragement, d'impressions d'élévation, de sentiment de dépassement de soi.

Mais après cet effort d'une intensité que la mère n'aurait peut-être pas soupçonnée, il est difficile de mettre des mots sur l'expérience de « l'ivresse du sommet », de la vue à l'infini autour de soi, et du regard du bébé, d'une profondeur qui nous relie au fond de notre âme.

Malheureusement la médecine actuelle n'a aucune conscience de la transformation intérieure qui résulte de l'ascension d'un sommet. Alors que fait-elle ? Au pied de la montagne, elle vous explique que le chemin va être très dur, très long... vous demande si vous êtes bien sûre de pouvoir aller jusqu'au bout... ou de vouloir souffrir ?... Elle vous propose alors d'emprunter l'hélicoptère (« la péridurale de confort »), pour vous déposer au sommet.

Je ne poserai qu'une question : **l'expérience du sommet sera-t-elle la même ?**

La préparation à la naissance par le yoga s'intéresse justement aux différentes étapes de la transformation intérieure de la mère et du couple et à l'expérience initiatique du sommet.

2. Le parcours du labyrinthe

On peut aussi comparer la naissance **à l'initiation du parcours du labyrinthe**.

Beaucoup de labyrinthes ont été malheureusement détruits ; il en reste quelques-uns à l'entrée de cathédrales, comme à Chartres ou Amiens. Autrefois, le pèlerin parcourait le labyrinthe d'une cathédrale comme un rituel de pèlerinage.

On a découvert que les cathédrales ont été construites sur des hauts lieux cosmo-telluriques. À l'intérieur même de la cathédrale, on a remarqué des différences notables d'intensité tellurique, mesurée avec un appareil spécifique : le biomètre de Bovis.

Ainsi, tout au long des méandres du labyrinthe, les mesures montrent une élévation progressive de l'intensité tellurique, avec une chute vertigineuse lors du dernier pas, pour atteindre des sommets extraordinaires au cœur du labyrinthe. L'intensité vibratoire du pèlerin augmentait progressivement jusqu'à un effondrement proche du centre, pour remonter jusqu'à un maximum au cœur, ce qui amenait le pèlerin à un changement radical de conscience.

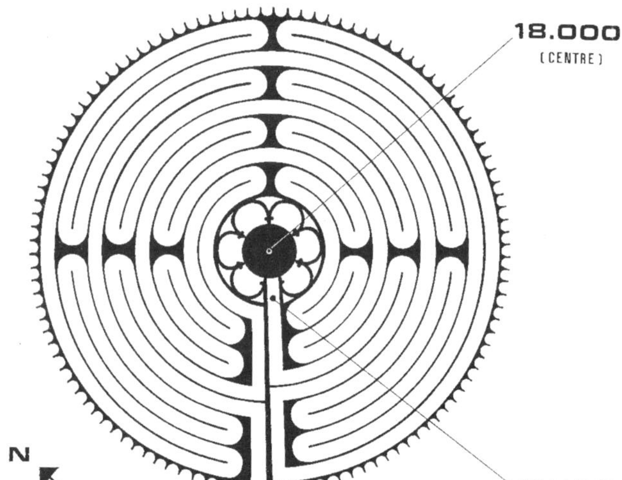

LABYRINTHE DE LA CATHÉDRALE DE CHARTRES

Le parallèle avec le déroulement de la naissance est très riche. Grâce au rythme envoûtant des contractions, durant plusieurs heures, la femme vit une transformation intérieure progressive. Puis, comme pour le parcours du labyrinthe, il y a des boucles qui se rapprochent du centre, elle croit que c'est bientôt fini et puis il y a des méandres qui s'éloignent de plus en plus, elle est découragée et a envie de tout arrêter ! Puis, juste avant l'expulsion, elle connaît souvent un découragement total, quelquefois accompagné de la peur de mourir. C'est en général à ce moment-là qu'elle demande de l'aide. Elle a alors besoin de paroles d'encouragement, de présence, pour le dernier effort et la transformation finale. Cela correspond à la baisse radicale de l'intensité tellurique dans le labyrinthe. Si elle peut lâcher prise, elle pourra alors atteindre un nouvel état de conscience. Dans cet ultime abandon, elle peut perdre la conscience de ses limites corporelles (d'où sa peur de mourir) et se fondre dans l'infini, avoir accès à une dimension cosmique. La peur de mourir est, en réalité, la peur de « quitter » sa conscience ordinaire.

Ce qui est sûr, c'est qu'après ce parcours initiatique, la femme est un autre être. La mémoire de cette dimension cosmique s'inscrit à jamais au fond de ses cellules. À partir de là, son regard sur la vie sera différent.

Lorsque que l'on a conscience de cette dimension pour la femme, pour le couple, et on le verra plus loin pour l'enfant, la question qui se pose est celle de **l'accompagnement à ce parcours initiatique,** qui est plus de l'ordre de la qualité d'**être** que du **faire.**

La médecine actuelle a tout à découvrir pour former des personnes capables de vivre cet accompagnement dans sa vraie dimension, humaine et spirituelle, et pas seulement technique.

Dominique

Accoucher sans péridurale, cela a été pour moi le sentiment d'une continuité parfaite entre « l'avant » et « l'après » : le temps n'est pas soudainement suspendu entre le moment, douloureux certes, où l'enfant est encore dedans (ventre rond) et le moment où presque, soudainement, il se retrouve déjà dehors (ventre vide).

J'ai tellement accompagné le bébé vers la vie, suivi le trajet pas à pas avec lui, que ***je n'ai nullement eu le vécu d'une rupture*** *: dans les jours et les semaines qui suivirent,* ***le souvenir précis du passage m'a protégée de tout bébé-blues****.*

Intensité, effort, dépassement de soi

L'énergie mise en jeu dans une naissance est colossale, gigantesque. On a beau en parler avant, toutes les mères sont surprises d'avoir accès à de telles forces. En même temps, ces forces si puissantes qu'elles peuvent faire peur, ce sont elles qui permettent la transformation. Je crois que l'expérience est unique dans la vie d'une femme, d'un couple.

Cette énergie décuplée a une fonction fondamentale. On le comprend bien dans les deux exemples précédents, de la montagne et du labyrinthe.

Il y a tout au long du parcours une élévation constante de l'énergie, qui amène la femme, le couple peut-être, là où elle n'aurait jamais imaginé aller. Elle a la sensation que cette expérience dépasse tout ce qu'elle aurait pu imaginer. Il n'y a rien d'autre à faire que lâcher prise, lâcher, lâcher, lâcher encore...

Ce lâcher-prise amène à un nouvel état de conscience. Cette expérience cosmique est la conséquence directe du vécu de l'intensité de l'effort et du dépassement de soi.

Cette intensité accompagne également l'ouverture du corps de la femme. Là aussi les mots ne peuvent rendre la réalité de cette ouverture. Les contractions qui rythment l'ouverture du col de l'utérus, le bébé qui ouvre le bassin de sa mère, c'est une sensation extraordinaire, inimaginable...

Et bientôt le corps de la femme n'est plus qu'une ouverture, et cette ouverture entre en résonance avec les autres plans de son être, qui sont également en ouverture. Cela donne un immense « **orgasme cosmique** », difficile à mettre en mots : ouverture physique, ouverture énergétique, ouverture mentale, ouverture spirituelle, cette résonance sur les quatre plans crée une brèche, une partie du voile se déchire, et soudain la femme a accès à l'envers du décor, à l'autre dimension du monde...

Bien sûr, cette expérience a un sens, une fonction.

Nous sommes au moment essentiel de la naissance : à cette chute vertigineuse de l'énergie avant la remontée à la verticale, dans le parcours du labyrinthe. Pourquoi ?

Cette propulsion de la femme dans une dimension cosmique lui permet d'entrer en contact avec le monde de Lumière d'où vient son enfant, d'entrer en communion avec la profondeur de ce petit être, son essence...

De nombreux pères vivent aussi à leur manière cette communion avec leur enfant et leur compagne, communion à trois, en dehors du temps et de l'espace : **moment d'Éternité et d'Infini...**

AGNÈS

J'ai entendu la sage-femme dire : « C'est un garçon ! » Denis pleurait à côté de moi. En moi, ne se trouvait aucune excitation, ni fatigue extrême, seulement ***l'expérience d'un grand blanc de quelques minutes****. Le bébé sur mon ventre semblait dans le même état intérieur que moi : sentiment* *d'avoir accompli, abouti quelque chose... « Morceau de temps arrêté » avant les retrouvailles, avant la rencontre avec la nouvelle vie à trois...*

Appel à la vie

Revenons sur ce moment de la naissance, juste avant que le bébé ne sorte : dimension spirituelle de la naissance.

Je voudrais insister avec vous sur l'importance de ce moment-là pour les parents et pour l'enfant.

1. La mère, le père sont en communion avec leur enfant dans cet au-delà. Ce qui se joue à ce moment-là peut avoir des conséquences fondamentales sur la vie future de l'enfant.

Dans cette expérience en dehors du temps et de l'espace, peut se glisser de la part des parents « **un appel à la vie** » pour leur enfant. Un appel à la vie, c'est, dans cette ultime communion, le désir immense des parents pour que vive leur enfant. Cette intensité, c'est la force de vie qu'ils communiquent à l'enfant pour l'avenir.

La mère, le père ont la possibilité de donner alors à leur enfant, **une impulsion : ils fondent son désir de vivre**, désir qui peut se voir à la naissance dans la puissance du premier regard de l'enfant. L'intensité qu'exprime ce regard, alors que ce bébé est si petit, est souvent une expérience bouleversante pour les parents. C'est comme « un concentré de sa force de vie », auquel les parents ont alors accès grâce à leur état d'ouverture.

ÉLIANE

J'ai vécu pratiquement toutes les contractions debout. Pendant tout ce temps, je parlais à mon bébé, ***on faisait le travail ensemble****. Je sentais la progression.* ***Au moment de l'expulsion, je l'ai appelée****, je lui ai dit : « Hélène, c'est le moment, il faut sortir ! » C'était très beau. La douleur était présente et forte mais j'essayais de ne pas y penser car le plus important pour moi était de vivre ce moment et* ***surtout d'être active, d'être là, présente, de sentir mon bébé arriver et placer sa tête, de sentir le passage****. J'ai senti le passage de la tête, c'était fantastique ! Toute ma vie je garderai un souvenir merveilleux de mon accouchement.*

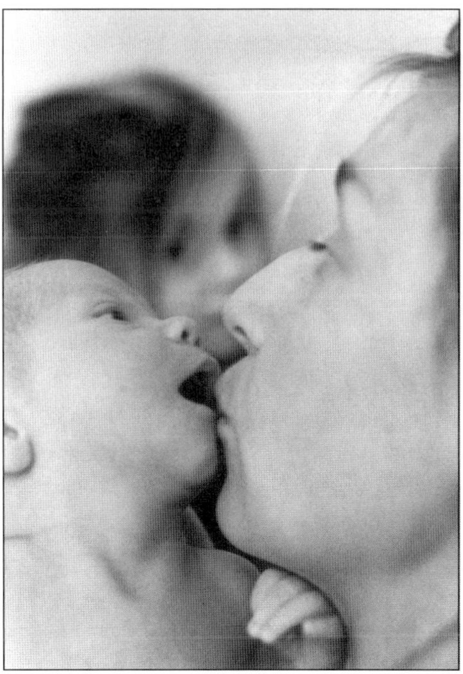

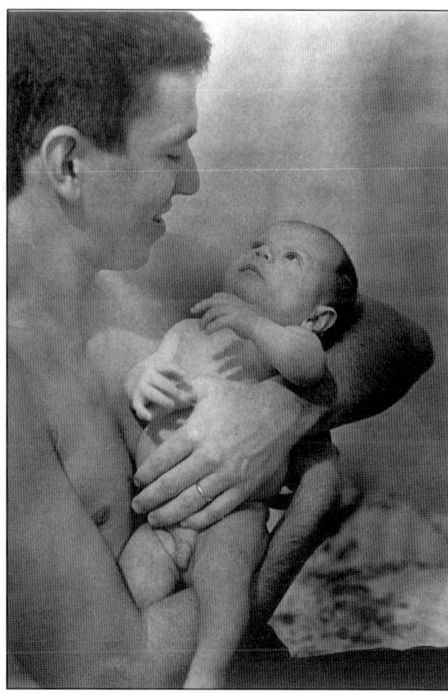

2. Imaginez cet être de Lumière, qui vient de la dimension cosmique, et plonge dans les limites étroites de ce petit corps de chair. Le passage du tunnel, le passage à l'intérieur du bassin de la mère, est fonctionnel. Il permet à l'enfant de bien s'installer dans son corps, de prendre conscience de ses limites corporelles, de s'incarner avec force. La présence de la mère à chaque instant de ce passage permet à l'enfant de ne pas parcourir ce chemin dans la solitude. On peut imaginer la différence pour l'enfant, de faire ce passage seul ou de sentir la présence de sa mère, de son père... Mais plus important encore est le degré d'expansion de conscience de la mère, des parents, au moment de ce passage.

Je pense que plus le degré d'ouverture que vivra la mère à ce moment sera grand, plus l'enfant apportera avec lui de potentialités de sa dimension d'être de Lumière, de sa dimension cosmique, potentialités qu'il pourra ensuite partager sur terre.

Nous sommes à un tournant du monde. « Le vingt-et-unième siècle sera spirituel ou ne sera pas », dit Malraux. Que la mère, les parents, puissent vivre la dimension spirituelle de la naissance !

Ce changement se fera, je pense, lorsque la femme n'acceptera plus d'accoucher dans la position de soumission, sur le dos, les jambes en l'air. Elle pourra avoir pleinement accès à ce rôle sacré lorsqu'elle mettra au monde ses enfants dans **la dimension verticale.** Dans notre société patriarcale, certains ont peur de reconnaître la **puissance** de la femme et son rôle sacré dans la maternité. Cette position est donc loin d'être anodine.

J'espère que bientôt la femme se redressera pour vivre sa vraie dimension au moment de la naissance : la dimension verticale d'un être « relié ».

Laetitia

Tout d'abord, lorsque le travail a commencé, il était minuit, j'étais à la maison, alors j'ai décidé de finir de préparer ma valise et je pense que le fait de naviguer d'une pièce à l'autre, de marcher dans l'appartement, de ranger un peu, m'a fait beaucoup de bien (j'étais très présente lors de chacun de mes mouvements...). Le fait d'être debout m'a permis d'adopter une position adéquate pour la descente du bébé.

Christine

Nous rentrons dans la salle d'accouchement tous les trois ; je suis à 8 cm de dilatation ; et là nous sommes tellement en symbiose que la sage-femme n'ose pas nous déranger. Instinctivement, je m'accroupis à chaque contraction...

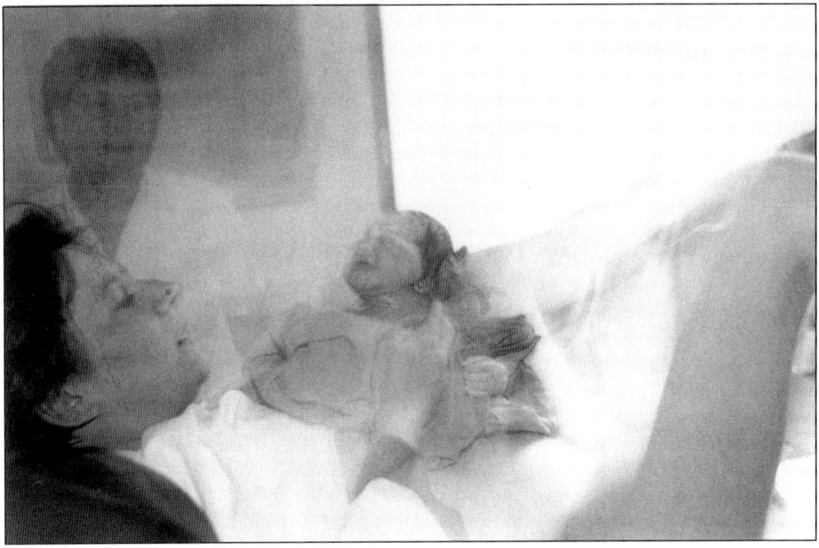

LA NAISSANCE : UN ACTE NATUREL

J'accompagne depuis plus de vingt ans des couples qui se préparent à accueillir un enfant. Aujourd'hui, je suis profondément inquiète de l'évolution vers une hyper-médicalisation de la grossesse et de la naissance.

L'homme n'a encore, à l'heure actuelle, qu'une connaissance partielle du miracle de la vie que constituent la conception et la naissance d'un enfant et il veut, malheureusement, tout contrôler.

Sous prétexte d'assurer la sécurité de la femme et de l'enfant, souci que je partage tout à fait, certains médecins font quelquefois, de la grossesse et de la naissance, une pathologie.

La présence d'un obstétricien dans une maternité est trop souvent valorisée par le nombre d'interventions médicales qu'il fait avec forceps, ventouse, épisiotomie, déclenchement, césarienne...

La médecine fonctionne à l'envers

J'ai constaté plusieurs fois que des obstétriciens se réjouissaient de leur semaine lorsqu'ils avaient pratiqué plusieurs accouchements difficiles. Par contre, « une semaine inintéressante » signifiait que toutes les naissances s'étaient bien passées !

Je ne nie pas que la technique soit importante, bien sûr, mais est-elle toujours utilisée à bon escient ? La situation restera ambiguë tant qu'une épisiotomie fera rentrer de l'argent dans le porte-monnaie du médecin. On peut toujours se demander si cet acte a été effectué pour le bien de la femme ou pour lui faire gagner de l'argent ? Connaîtrons-nous le temps où les médecins s'investiront dans la prévention et gagneront de l'argent parce qu'ils auront pu éviter une césarienne ou une épisiotomie ?

Dans une école de sages-femmes, la monitrice disait que l'école formait des « techniciennes de la naissance ». Les femmes qui accouchent n'ont pas besoin uniquement de techniciennes de la naissance auprès d'elles, mais aussi d'une présence chaleureuse, de paroles encourageantes. L'accompagnement à la naissance est une science expérimentale qui peut faire des prouesses, c'est bien connu aujourd'hui... La technique est importante, l'humanité de l'accompagnement aussi. La difficulté est de trouver l'équilibre entre les deux, pas l'un au détriment de l'autre.

Christine

La sage-femme pleure : il y a longtemps qu'elle n'a pas assisté à un accouchement normal, sans péridurale, ni synthocinon, ni ventouse ! Elle est tellement émue qu'au moment de quitter la salle d'accouchement, elle se rend compte qu'elle n'a rien marqué sur la feuille de surveillance...
Le lendemain, lors de sa visite, la sage-femme nous confie, encore émue : « J'ai paniqué lorsque vous m'avez pris la main, car j'ai vu que vous comptiez sur moi pour vous aider, mais je ne sais plus accoucher comme cela, on ne nous apprend pas à accoucher naturellement. Tout est toujours tellement médicalisé !

Néanmoins je comprends le malaise des sages-femmes qui ne se sentent pas reconnues et qui éprouvent un complexe d'infériorité vis-à-vis du médecin. Alors, pour se faire reconnaître, certaines développent la technique, c'est-à-dire leur côté masculin, alors que leur objectif est d'accompagner des femmes, pendant l'accouchement et la naissance de leur enfant : un partage du féminin.

Il y a encore beaucoup à faire pour que les naissances ne soient pas l'enjeu d'une lutte de pouvoir entre médecins et sages-femmes. Est-ce vraiment un hasard si l'obstétrique est très masculine, alors que la profession de sage-femme est très majoritairement féminine ? Derrière ce problème crucial, se profile l'opposition, la lutte de pouvoir si tenace entre l'homme et la femme, le féminin et le masculin. La position de la femme pendant l'accouchement, « couchée, les jambes dans les étriers », est une illustration très explicite de cette lutte de pouvoir. La position a été imposée parce qu'elle est confortable pour les obstétriciens, pas pour l'accouchée. Écoutons le témoignage suivant qui est à la limite du supportable, mais malheureusement assez classique :

Claudie

Au moment où les contractions étaient très fortes, à la fin du travail, le docteur obstétricien a « fait son apparition » et d'emblée il m'a contrariée en m'obligeant, malgré mes protestations (et celles de la sage-femme), à revenir à une position couchée alors que la sage-femme avait bien voulu redresser la table pour que j'accouche comme je le souhaitais, à savoir quasiment assise. Le docteur n'a cessé ensuite de critiquer ma façon de pousser (!) et même le fait que je n'aie pas de péridurale. Il me menaçait de faire appel à l'anesthésiste si mon bébé ne venait pas ! ***Je sentais la colère monter en moi*** *en même temps que j'étais prise dans la tempête des contractions. L'idée m'a même traversé l'esprit un moment de descendre de la table, de sortir de cette salle et d'aller accoucher comme je le voulais ! Tout s'était tellement bien déroulé jusqu'à présent ; j'ai pensé que ce docteur allait tout gâcher, me « voler » la naissance de mon enfant.* ***Alors je me suis résolue à me soumettre, pour permettre à mon bébé de naître. Avais-je le choix ?***
J'ai eu longtemps du ressentiment envers ce médecin. Je lui ai d'ailleurs dit plus tard que je trouvais son attitude inadmissible.

Ce témoignage n'est pas sans me rappeler de nombreux autres, tous aussi édifiants et inadmissibles. Je me souviens en particulier de l'article d'une sage-femme lu dans une revue professionnelle : « Zorro est arrivé ». L'obstétricien arrivait à la fin de l'accouchement, repoussait la sage-femme qui avait accompagné tout le travail, et faisait une épisiotomie non nécessaire, juste avant que le bébé ne sorte !!!

Quand découvrirons-nous enfin **la richesse de la complémentarité** ?

Espérons que la nouvelle génération d'obstétriciens et de sages-femmes permettra une réflexion intelligente sur la place et le rôle de chacun, pour assainir le climat des naissances. Les femmes, les couples n'ont pas à payer les frais de l'opposition ou de la soumission des unes aux autres ! Certaines interventions soulagent, sauvent la vie ; remercions-en les progrès de la médecine. Mais, toutes les épisiotomies, toutes les césariennes, tous les déclenchements, sont-ils justifiés ?

Nous sommes bien loin de la **dimension sacrée de la naissance** : la venue au monde d'un enfant n'est pas un appendice que l'on enlève !

Des médecins, des sages-femmes ont le courage d'exprimer combien il est parfois difficile de **simplement accompagner la naissance**, d'être présent avec force, d'attendre, d'être face à soi, d'accepter le silence, d'être à l'écoute de l'autre, de respecter sa demande, de ne **pas projeter ses propres angoisses**. Certaines maternités font heureusement le choix de respecter la dimension naturelle de l'acte de la naissance. Pourquoi toutes ne le feraient-elles pas ?

Les qualités essentielles de ceux qui accompagnent la vie sont : l'humilité, l'écoute, l'ouverture à l'autre, et surtout **la foi, la confiance en la vie**.

L'accompagnement à la naissance est plus de l'ordre de la qualité d'**être** que du **faire**.

La venue au monde d'un être humain est un acte qui nous touche en profondeur, suscite en nous des réactions et un questionnement sur notre place au sein de l'Univers, même si cela fait partie de notre quotidien.

Le vécu **naissance** a une portée beaucoup plus large qu'on veut le croire. De cette expérience dépend l'avenir de l'enfant, de la mère, du père, mais aussi des générations suivantes et de la planète.

Avons-nous toujours conscience que chaque enfant bien accompagné durant sa naissance, bien accueilli, a plus de chance d'avoir une vie équilibrée plus tard ?

Nous savons tous combien le vécu négatif d'une naissance peut avoir de conséquences néfastes sur une famille, même sur plusieurs générations.

On a imposé à Marie-Pierre une péridurale, sans qu'il y ait une indication médicale réelle : il s'agissait simplement d'aller plus vite...

Marie-Pierre

J'attrape mon enfant, nous faisons connaissance, mais il me manquera le vécu de la naissance, le passage du bébé, j'ai eu comme un vide. J'ai essayé de me remémorer cette naissance, mais chaque fois que j'y pensais, j'avais les larmes aux yeux, le cœur lourd et un immense sentiment de tristesse. Je m'étais mise dans les mains du pouvoir médical et n'avais pas su dire ce que je voulais. C'est seulement ***au deuxième accouchement que je me suis réellement sentie mère****, car j'ai eu la force de dire non à la médicalisation. Tout s'est bien passé,* ***on ne m'a pas volé, cette fois-ci, la naissance de mon enfant****.*

Réfléchissons et agissons pour que d'autres femmes ne fassent pas cette expérience, réellement dramatique parfois pour la mère et pour l'enfant.

Rares sont les femmes de nos jours qui ne prennent pas toutes sortes de médicaments, vitamines, fer, magnésium, antispasmodiques... pendant la grossesse, et rares sont celles qui ne se laissent pas influencer : qui acceptent une péridurale déjà bien avant d'accoucher, qui se laissent imposer une date pour cet accouchement, plus commode que celle de l'imprévisible nature, qui cèdent quand on leur propose d'accélérer le travail, même s'il n'y a pas d'urgence... Est-ce toujours nécessaire ?

N'est-ce pas déjà induire le comportement de la future mère que de lui poser la question dès son premier rendez-vous : « Voulez-vous une péridurale ? » et, lorsqu'elle refuse, lui répondre : « Vous préférez souffrir ! » ?

Pourquoi serait-il si difficile que **les femmes qui le souhaitent** aient **la sécurité *et* une naissance naturelle** ?

Nadège

Finalement pas de péridurale (que je voulais éviter), pas d'épisiotomie, simplement une éraillure. On me prédisait un bébé de 3kg500 ; en fait Jade pesait 3kg190 pour 51 cm.
Ma conclusion : je suis très contente d'avoir suivi les cours de yoga. J'avais fait quotidiennement tous les exercices pendant les 15 jours précédents et je suis sûre qu'ils m'ont aidée. Je pense que la préparation est essentielle parce que le moment venu, ce sont les automatismes qui prennent le dessus.

Dominique

Trois ans auparavant, j'avais mis au monde mon premier enfant, avec péridurale. Je n'avais que très peu ressenti l'envie de pousser, d'où sans doute les forceps et une épisiotomie assez importante qui m'avait empêchée de m'asseoir normalement pendant au moins trois semaines !
*Pendant ma deuxième grossesse, a ainsi grandi le désir de vivre une expérience différente, **d'en***

***apprendre finalement un peu plus sur** « **l'art d'enfanter** »... et avec lui, la volonté de me faire pleinement **actrice de la naissance de mon enfant**.*

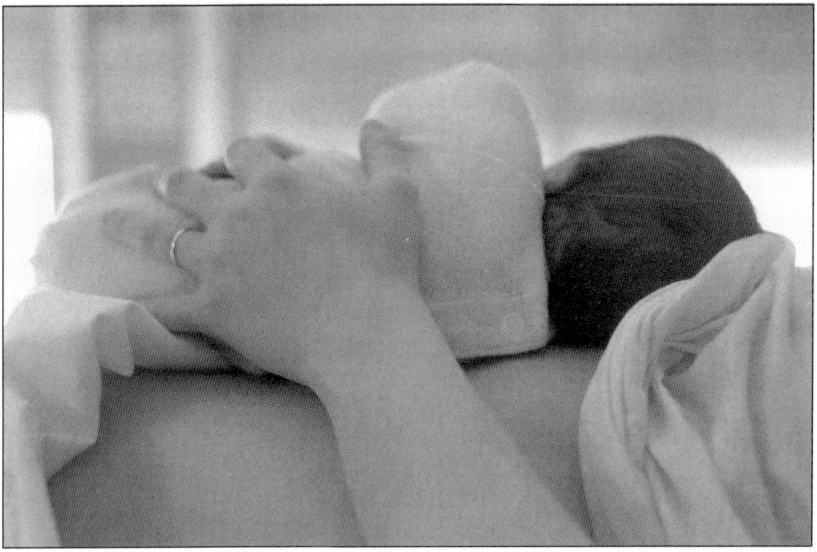

NAÎTRE

Dans ce monde, tout commence par la naissance et se termine par la mort. La vie est **passage :** big-bang, naissance de l'univers, il y a des milliards et des milliards d'années, naissance des galaxies, des étoiles, de la terre, des continents, de la vie sur terre, des premiers hommes jusqu'à nous... et un jour, leur mort.

Naissance et mort sont parties intégrantes de la Vie

Que nous soyons homme ou femme, nous le vivons en nous, dans notre chair, dans notre « petit corps », qui fait écho à notre « grand corps », l'univers et notre mère la terre qui chaque année donne vie à la nature à travers le cycle des saisons.

Nous sommes tous interpellés par la naissance et en avons tous fait des expériences à différents niveaux.

D'abord pour l'avoir vécue à travers le corps de notre mère, au départ de cette vie sur terre. Nous avons tous ce vécu, plus ou moins enfoui quelque part en nous.

Par la suite, en franchissant les différentes étapes de la vie, nous naissons à une succession de plans d'être : du physique à l'émotionnel, du psychique au spirituel. La Tradition parle de naissance à une nouvelle étape tous les sept ans.

Nous pouvons également sentir vibrer en nous ce que met en jeu la naissance, en étant en communion, en harmonie, avec un couple, une mère qui attend la venue d'un enfant, qu'ils nous soient proches ou que nous les rencontrions dans la rue.

Enfin, toutes les mères en font concrètement l'expérience dans leur corps.

Les pères, quant à eux, ont un éventail large de possibilités de vécus d'attente et de naissance de leur enfant, à travers le corps de leur compagne. Du père qui accompagne la mère en prenant lui aussi du poids, jusqu'au père qui ne se sent concerné qu'au moment de la naissance, en passant par les différents degrés d'osmose et d'écoute pendant la grossesse, beaucoup de pères y participent. N'oublions pas les pères qui s'affolent, refusent, sont pris d'une peur panique, ont envie de fuir, ne trouvent pas leur place... De plus en plus de pères réalisent que l'attente d'un bébé n'est pas seulement une affaire de femmes : ils ressentent l'importance d'une relation établie très tôt à travers le ventre maternel.

Quelle que soit notre expérience de la Naissance, qu'elle soit directe ou indirecte, qu'elle ait été riche et harmonieuse ou difficile et malheureuse, chacun de nous, père, mère, grand-père, grand-mère, ami, amie, passant, pouvons accompagner cette Attente Sacrée dans notre corps et dans notre être, à des niveaux différents, en nous ouvrant à plus large, à l'Amour. Cette expérience nous touche tous, au plus profond de nous, dans notre intimité d'être humain, d'homme, de femme.

Découvrons-le ensemble dans cet ouvrage, à partir du vécu de notre corps.

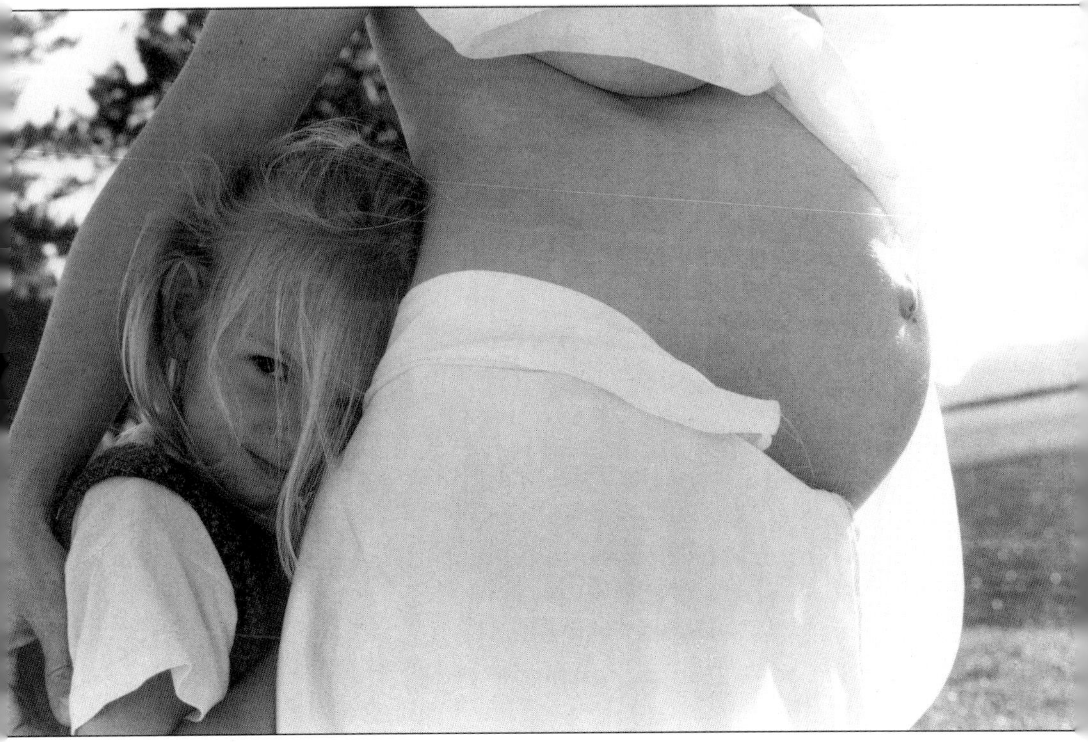

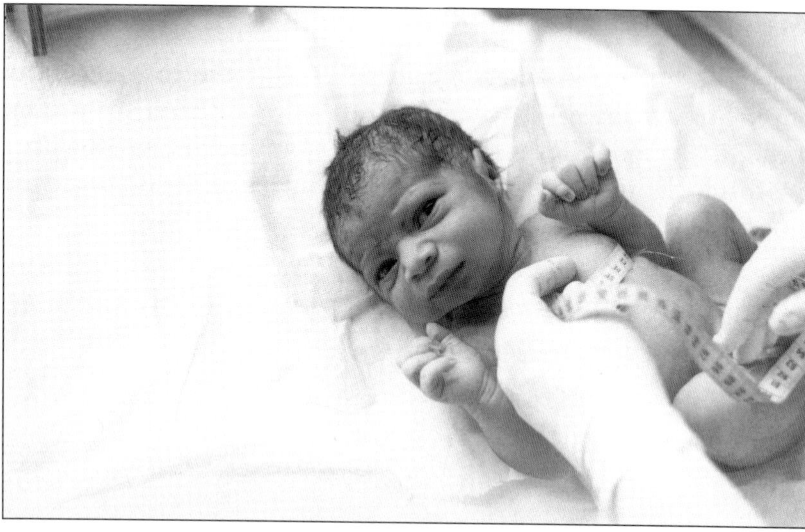

PRÉSENCE

La présence de l'enfant à la naissance

De nombreux parents sont complètement bouleversés par l'intensité des premiers regards de leur enfant à la naissance, par la force de sa présence dans son petit corps nu et fragile.

Pourquoi certains nouveau-nés sont-ils tout de suite présents avec puissance alors que d'autres ont un regard absent les premières heures, les premiers jours, ou même les premiers mois ? Il ne s'agit pas de manifestations telles que pleurs, cris ou gestes, mais de ce qui se dégage de son regard, dans son corps, dans son être.

Plusieurs facteurs sans doute interviennent, mais **le désir intense des parents de voir vivre leur enfant**, pendant la grossesse, et particulièrement aux moments cruciaux que sont la conception et la naissance, est probablement déterminant. C'est ce désir intense qui donne à l'enfant la force de s'incarner, à la naissance en particulier.

Présence

L'intensité de présence, vous la retrouvez bien sûr chez l'adulte. Vous faites quotidiennement l'expérience de l'absence d'une personne présente physiquement ou de la qualité exceptionnelle de présence d'une autre (beaucoup plus rare, c'est vrai).

Essayez, pendant quelque temps, d'être attentif à la qualité de votre présence et à celle des autres. Notez les nuances.

Puis, lorsque vous rencontrez quelqu'un, soyez tout simplement là, avec force — ce n'est pas si simple.

Le yoga vous invite à vivre l'instant présent, à ne pas vous laisser envahir par le passé ou vous projeter complètement dans l'avenir, mais simplement à être pleinement présent, ici et maintenant.

Développez, par la pratique du yoga, votre qualité de présence. Sentez vos pieds, leur contact avec le sol, habitez votre corps tout entier, soyez assis dans votre bassin, respirez calmement, ne soyez pas dans votre bavardage intérieur, mais présent, à l'écoute de l'autre. Rayonnez votre présence dans le bien-être et la sérénité. Vous serez étonnée de constater combien votre attitude modifie et interpelle l'autre.

MYLÈNE

Le yoga est un art de vivre qui apporte présence, bonheur et sérénité.

La présence des parents

C'est cette qualité de présence que vous, futurs père et mère, pouvez développer auprès de votre enfant, pendant toute la grossesse et en particulier pendant les heures et les minutes qui précèdent le moment crucial de la naissance.

Certains parents disent avoir du mal à sentir cette présence, qu'ils jugent trop abstraite dans un premier temps : les mères la sentent davantage grâce à leur contact de corps à corps. Mais ils l'intègrent totalement quand ils ont constaté qu'ils en ont déjà, à diverses occasions, fait l'expérience, plus ou moins consciemment.

Dans la rue, vous vous êtes tous un jour retournés, après avoir senti un regard se poser dans votre dos. Que s'est-il passé ? Nous ne savons pas encore le mesurer scientifiquement, mais c'est un fait d'expérience vécue.

Cette présence, l'enfant peut la sentir dans le ventre maternel.

La psychanalyste Françoise Dolto, a montré que très tôt, *in utero*, « le bébé est une personne ».

La qualité de présence des parents, l'attente d'une famille, constituent un véritable **appel à la vie**. C'est une impulsion que vous pouvez donner à l'envie de vivre de votre enfant, même si ce n'est pas le seul facteur qui intervienne dans le désir de vivre d'un être humain. (Mais rassurez-vous, un enfant peut tout à fait avoir une très bonne vitalité avec des parents qui considèrent que sa vie ne commence qu'à la naissance !)

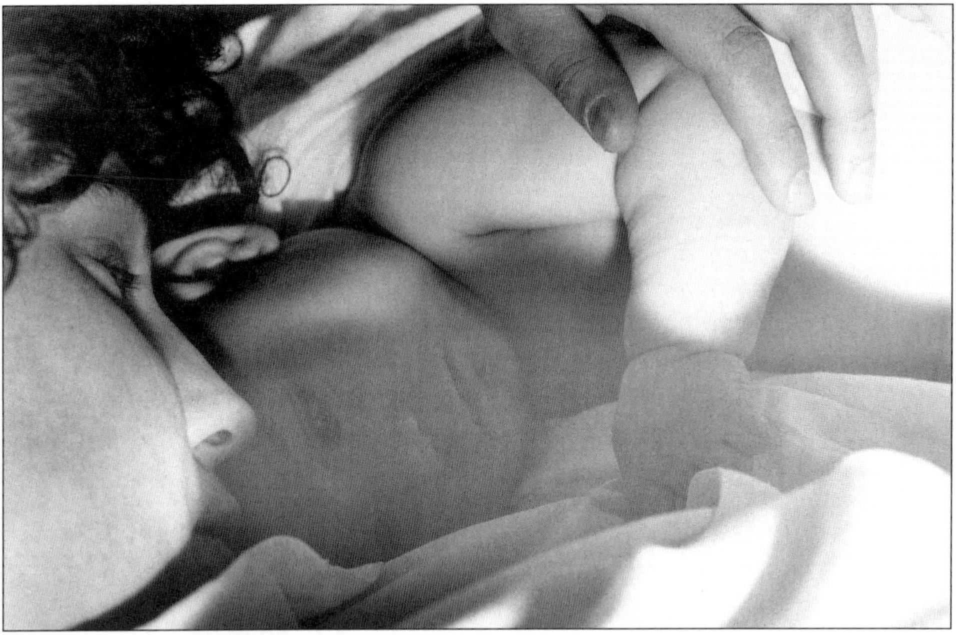

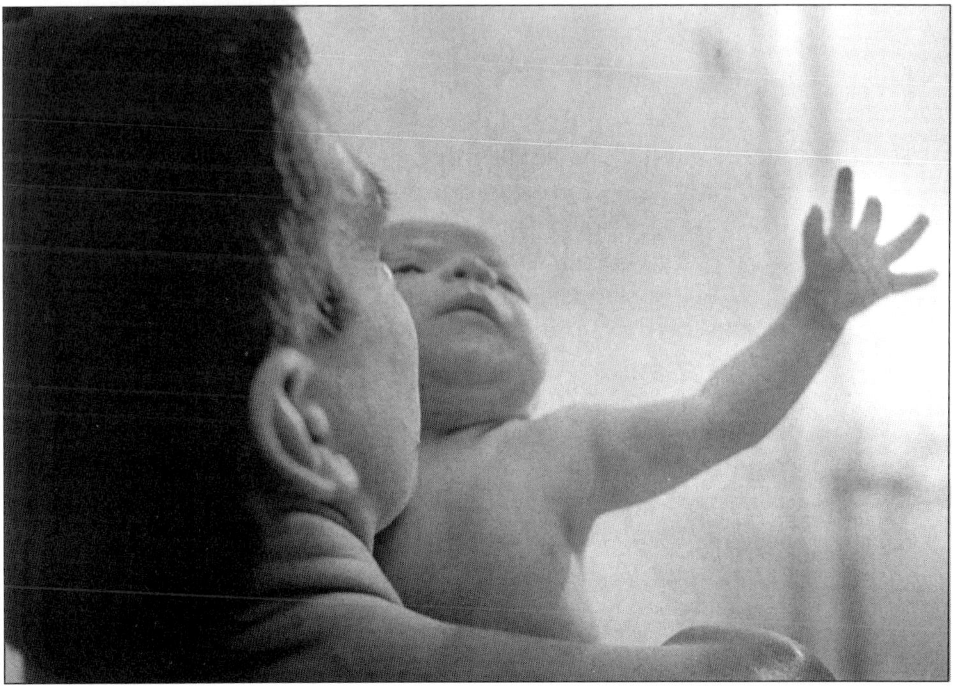

Joëlle

Je me suis préparée à la naissance de mon premier enfant par le yoga. Les cours m'ont permis d'être pleinement épanouie pendant la grossesse. Au fil des semaines et des mois, la présence de mon fils s'est faite de plus en plus forte. Je me sentais réellement habitée par quelqu'un, nous étions deux à chaque instant, surtout les deux derniers mois. Après sa naissance, mon corps était vide et triste de son absence, la plénitude était terminée. Sa présence dans mes bras ne comblait pas toujours ce manque. Lorsque je repris mes activités, je fis l'expérience de l'alternance présence, absence ; ce n'était pas toujours harmonieux entre ce qu'il y avait dans mon cœur et ma tête.

Olivier

Nous avons choisi de faire naître notre quatrième enfant à la maison. J'attendais avec impatience le jour « J ». J'étais persuadé que ce jour allait bien se passer. Le maximum du travail a été fait par la maman, jusqu'au moment où ***j'ai senti que ma présence était nécessaire dans l'ultime et dernier effort****. Pour le reste je dirais que ce deuxième accouchement à la maison confirme un choix merveilleux : je garde l'image inoubliable de cette naissance dans l'eau.*
Une dernière chose : le grand plaisir de pouvoir être tous ensemble, avec une flûte de champagne à la main, pour fêter l'heureux événement le soir même !

Présence de l'enfant in utero

Vous pouvez développer une intensité de présence à votre enfant *in utero* et réciproquement, vous pouvez avoir conscience de la présence de votre enfant et même du moment où l'enfant vient habiter votre corps de mère. Écoutons à ce sujet le long témoignage de Françoise Dolto[1] :

Françoise Dolto

« J'ai eu des relations avec mes enfants avant leur naissance ; j'étais très étonnée des deux moments : cinq mois et sept mois. Pour le premier surtout, parce qu'une femme est très surprise pour le premier. Le deuxième on reconnaît qu'on a déjà éprouvé ça.

...

Je me promenais, au jardin de Luxembourg, quand tout d'un coup le sentiment d'une présence proche, très attentive, et comme égale à la mienne.

Je me dis, mais enfin... je me retourne à droite, à gauche, mais il n'y avait personne, je marchais et ce sentiment de présence demeure... Et puis, je suis arrivée à la maison, j'en ai parlé à mon mari, et je lui ai dit : « Tu sais, c'est peut-être le bébé qui est là. C'est tout de même étrange que je ne puisse pas savoir si c'est une fille ou un garçon. » Bon, voilà ! À partir de ce moment, cette présence ne m'a pas quittée ; il y avait une présence en moi.

Et je l'ai retrouvée dans mes deux autres grossesses et chaque fois vers cinq mois, et sans notion de personne sexuée, mais de présence indubitable, agréable.

1. *La difficulté de vivre* de Françoise Dolto, éditions Ergo Press, page 49 à 52.

Et puis, à sept mois, cela c'est très, très manifeste, il y eut une lutte. J'ai eu des grossesses absolument sans aucun problème, mais il y avait une lutte psychique ; c'est : « J'en ai marre de ce que tu fais... repose-toi », quelque chose comme ça... parce que je travaille, je travaille, je suis très active, mais le bébé demandait du repos. Et puis, moi j'aurais bien continué, mais je sentais, (ce n'est pas une parole), je sentais : « Il faut que tu te reposes », ce n'était pas mon corps qui parlait, parce que mon corps... j'ai beaucoup de réserves ! Mais il y avait quelqu'un qui n'avait pas les mêmes réserves que moi et qui voulait que je me repose. Et je me suis dit que, certainement, des menaces d'accouchement prématuré vers sept mois pouvaient être liées à la « non-écoute » des besoins de cet enfant. Je peux vous dire que c'était pendant la guerre ; j'ai eu mes deux premiers pendant la guerre, pour le premier je circulais à vélo, et j'ai fait de la moto pour le dernier jusqu'à la veille de l'accouchement. De la petite moto ; je posais mon ventre sur le réservoir, et vogue la galère ! Ce n'était pas une fatigue physique, c'était une fatigue d'ordre général ; je le sentais dans moi, et moi je n'étais fatiguée, ni de ma tête ni de mon corps... Ça m'a arrangée de faire de la moto parce que, pour le premier, je faisais de la bicyclette, alors là, qu'est-ce qu'il pouvait s'agiter à partir de sept mois ! C'était étonnant dans la montée de la rue St-Jacques. Je peinais, et ça rouspétait dans mon ventre, et plus ça gesticulait, plus ça me fatiguait...

Alors, je lui parlais, et je lui disais : « Écoute, je t'en prie, nous n'y arriverons pas... Tiens-toi tranquille, ne gesticule pas, et je vais y arriver, sinon je n'y arriverai pas... Je suis fatiguée et tu as besoin comme moi, de te reposer. »

Bon, immédiatement, ça s'arrêtait. Quand je descendais de mon vélo, arrivant à la porte, je disais : « Maintenant tu peux y aller »... et ça se mettait à gesticuler... la rumba là-dedans... Mais il s'était arrêté à ma parole. »

Écoutons le témoignage de Louise qui va dans le même sens :

Louise

Jusqu'à une semaine de la naissance de mon deuxième fils, j'ai voyagé et suivi des stages de yoga. Je me sentais en pleine forme et pour rien au monde, je n'aurais raté ma pratique de plusieurs heures par jour. Et pourtant, il se passait un phénomène vraiment étrange. En plein milieu d'une séance, une envie de dormir s'abattait littéralement sur moi. Impossible de lutter. Sentiment étrange, car moi je ne ressentais aucune fatigue et n'avais aucun besoin de dormir : je sentais très fort que c'était le bébé qui me demandait de me reposer. Je me laissais faire. C'était une drôle d'expérience, comme un dédoublement de personnalité, ou plutôt une double présence à des besoins opposés. C'était très différent des besoins de dormir des premiers mois de grossesse. La qualité de sommeil était d'ailleurs différente. En dormant, j'avais conscience de dormir, comme si je me regardais dormir. En fait, il n'y avait qu'une partie de moi qui dormait, l'autre attendait bien sagement que le besoin soit assouvi.

Présence et incarnation de l'enfant

Confrontons ces témoignages avec ce qu'enseigne la Tradition, au sujet des étapes d'incarnation d'un être humain. Lucien Ferrer, un grand yogi occidental du début de notre siècle, nous en parle, avec le vocabulaire de l'époque[1].

« L'esprit... prend contact avec le couple capable d'engendrer une ambiance identique à la sienne. Il devient le protagoniste de l'excitation femelle, facteur déterminant du moment de l'accouplement. Lors du spasme sexuel, l'esprit sera capté par le tourbillon de vibrations résultant de la conjugaison du spermatozoïde et de l'ovule, esprit et tourbillon étant de même fréquence vibratoire.

Après ce premier contact avec l'œuf, l'esprit s'en détachera, mais restera en relation avec lui par un lien fluidique. Cette séparation momentanée consacre la fin de l'ambiance conceptionnelle.

Pendant la période de gestation, l'esprit fera plusieurs apparitions, plusieurs séjours dans le fœtus. Il apparaît alors comme le facteur évolutif de l'ambiance de gestation. Cette ambiance fait l'objet de soins attentifs de la part des magiciens, en Afrique noire notamment, surtout lorsque l'enfant attendu est destiné à jouer un rôle prépondérant dans la société.

À partir du septième mois, l'esprit se fixe dans le fœtus, ce qui explique qu'à partir de ce moment, un accouchement peut donner naissance à un être viable. »

Cette façon de parler peut nous sembler étrange, si nous n'avons pas fait l'expérience, comme Françoise Dolto, « d'être véritablement deux » d'une façon continue, à partir d'un

1. Hatha-yogin occidental, tome 4, par Lucien Ferrer, éditions Le Courrier du livre, page 69 et 70.

moment précis de la grossesse. Le yoga en tant que science expérimentale, n'implique nullement qu'on croie à la réincarnation. Chacun s'appuie sur son vécu. Ce qui est intéressant, c'est le parallèle entre l'expérience de Françoise Dolto à cinq et sept mois de grossesse et une théorie des différentes étapes de l'incarnation.

C'est quelquefois avant même la conception que se fait le contact entre mère et enfant.

Christine

Je désirais depuis longtemps un enfant et, un jour, lors d'une méditation, je vois comme un éclair, une flamme lumineuse à coté de moi ; il y a plein d'étoiles, il est là, je le sais, je sens sa présence, comme le déplacement d'air de l'aile d'un oiseau ; c'est merveilleux, fantastique !
Je ne suis pas encore enceinte physiquement, mais lui est là, son âme est venue me rendre visite. Jacqueline, une amie du yoga, l'a bien senti elle aussi, au cours de la même méditation.
Quelques jours plus tard, le test de grossesse est positif, mais je le « savais » déjà.

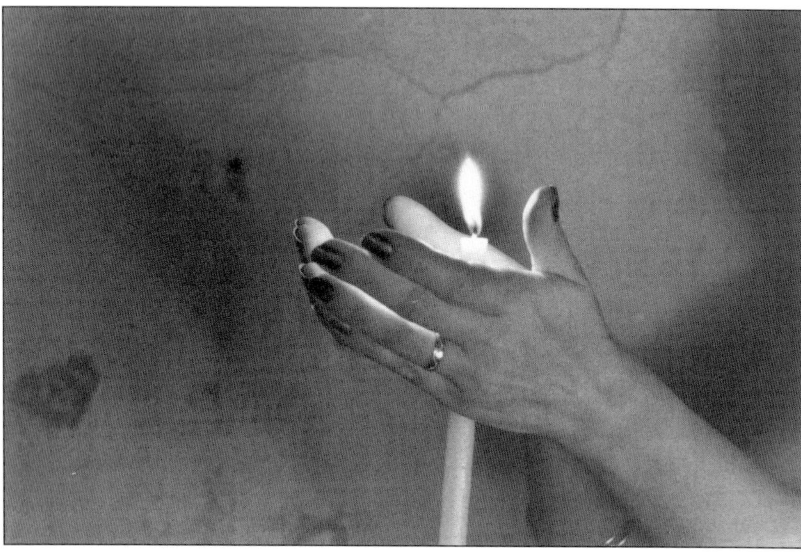

Chapitre 1.

LA TRAVERSÉE DU BASSIN

A - LE NID DU BASSIN

Le jour de la naissance, l'enfant va parcourir **un chemin en spirale** à l'intérieur du bassin de sa mère. Cette traversée du bassin par l'enfant, va permettre à sa mère qui l'accompagne par la conscience, de vivre concrètement dans son corps toutes les étapes précises du parcours qu'elle va vivre sur un autre plan. **Plusieurs chemins initiatiques se déroulent donc en parallèle** : celui de l'enfant, ceux de la femme dans son corps d'abord, puis au niveau de son être profond.

Vous pourrez prendre conscience **des différentes portes qui jalonnent ce chemin** et apprendre à les ouvrir. Vous pourrez également placer des repères tout au long du parcours pour l'apprivoiser. Ce faisant, vous constaterez que petit à petit les obstacles physiques disparaissent mais aussi les blocages émotionnels et mentaux. Vous pourrez ainsi reconnaître le parcours et l'intégrer, pour vous et par là-même pour l'enfant. Une fois **la voie libre**, la naissance se déroule dans de meilleures conditions. Et surtout vous disposez d'un espace de liberté pour vivre en même temps cette traversée sur un autre plan.

Le bassin dans le schéma corporel

Le schéma corporel est la représentation mentale et sensorielle que chacun se fait de son propre corps. Son développement s'effectue progressivement, dès l'enfance, par un jeu de sensations kinesthésiques, tactiles et visuelles.

Pendant les neuf mois de gestation et pendant l'accouchement, le bassin prend une place privilégiée dans le schéma corporel, de par sa fonction de nid, d'accueil, de contenant de la vie, de passage de l'enfant : rôle « sacré », tout simplement parce que la vie est précieuse. Ce n'est pas par hasard si l'os situé à l'arrière du bassin se nomme « sacrum ».

Ce bassin qui, au départ, occupe souvent peu de place dans le schéma corporel, s'éclairera progressivement jusqu'à ce rôle sacré qu'il joue lorsqu'il est empli de la vie et qu'il se fait passage pour l'enfant à la naissance.

En recevant, puis en portant le bébé pendant neuf mois, le bassin va devenir littéralement le nombril du monde, rôle divin.

Cela quelquefois ne se passe pas sans petites douleurs au niveau des articulations de la symphyse pubienne et des sacro-iliaques ou des ligaments qui suspendent utérus, vessie et autres organes...

Le bassin, lesté pendant la grossesse, provoque par ses moindres mouvements, ses variations de positions, sa grande mobilité ou au contraire sa lourdeur, sa cohésion ou son disloquement, des répercussions dans tout le corps.

En développant une perception plus fine, un meilleur vécu de cette partie du corps, vous pourrez trouver les mouvements, les postures « justes », qui vous apporteront confort et réconfort dans votre corps de grossesse.

Vous pourrez également lui permettre de s'ouvrir et

de faire glisser le bébé à l'intérieur, avec **le passage initiatique** de deux portes :

- la porte d'entrée, l'orifice ou détroit supérieur du bassin ;

- la porte de sortie, l'orifice ou détroit inférieur du bassin.

Anatomie et ressenti dans le yoga

L'anatomie dans le yoga est essentiellement le support du ressenti. La connaissance anatomique pure ne nous intéresse que si elle nous aide à mieux percevoir notre corps de l'intérieur.

Essayez de ressentir et de visualiser votre bassin à l'intérieur de votre corps.

Vous êtes assise sur une chaise, mais où êtes-vous vraiment assise dans votre corps ? Ne répondez pas trop vite « dans votre bassin », car ce n'est pas automatique :

- il y a celles qui sont assises dans leur tête, car elles sont, la plupart du temps, dans leurs pensées ;

- il y a celles qui sont assises dans leur poitrine, car elles sont souvent dans leurs émotions ;

- et enfin, il y a les privilégiées qui sont bien assises dans leur bassin, les seules qui soient très stables, stabilité qui leur donne confiance dans la vie.

Vous découvrez ainsi l'anatomie et votre façon toute particulière, souvent inconsciente, d'habiter votre corps dans ses différentes parties.

Pour que votre bébé puisse lui aussi construire cette assise dans son bassin, quand vous le prendrez, soutenez sa base avec vos mains. Attention, un bébé que l'on prend sous les bras, et qui est tiré dans le vide, ne recevra pas la sécurité de base dont il a besoin. Ce simple geste peut avoir de lourdes conséquences pour lui : manque de stabilité et de confiance dans la vie.

Le bassin carrefour physique

L'équilibre des forces

Dans la posture debout, les pieds parallèles et écartés de la largeur du bassin pour être confortable, soyez présente dans votre corps :

- sentez votre bassin et sa mobilité avec quelques petits mouvements de bascule. La colonne vertébrale est érigée, les bras, les épaules détendus, la nuque étirée. Placez votre tête, le regard à l'horizontale ;

- revenez dans votre bassin : sentez qu'il est situé exactement au milieu du corps, véritable carrefour entre le bas et le haut. Essayez de sentir pourquoi le bassin a cette forme au milieu de vous : la forme du sacrum en arrière, la forme des ailes du bassin de chaque côté, la forme du pubis à l'avant ;

- prenez conscience de votre ossature et vivez-la comme la concrétisation de lignes de forces. Rappelez-vous que la fonction crée l'organe. Le bassin prend cette forme d'entonnoir dans le corps parce qu'il concrétise les lignes de forces qui arrivent du buste et se décomposent selon plusieurs directions, pour obtenir un équilibre parfait.

Fermez les yeux et sentez le poids de votre corps : il se rassemble autour de la colonne vertébrale dorsale et de la cage thoracique, puis autour de la colonne vertébrale

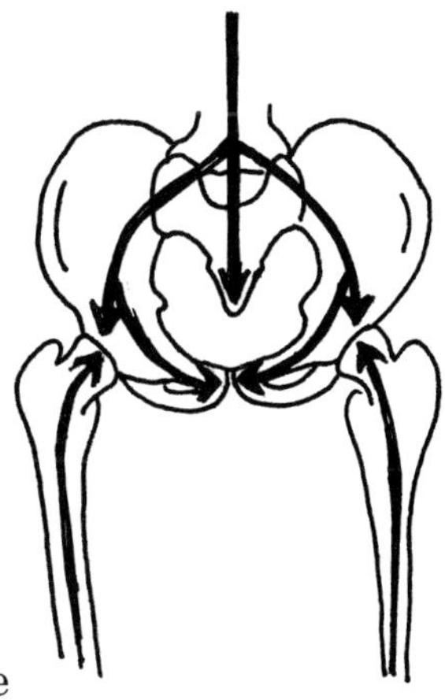

lombaire, au centre de l'abdomen ; ce poids se décompose en deux forces au niveau du bassin :

- une force en arrière qui sculpte le sacrum et descend jusqu'à la pointe du coccyx, vestige de la queue de l'animal que nous avons été ;

- une force qui plonge en avant vers le pubis, qui emprunte les ailes iliaques gauche et droite.

Un bassin vivant et mobile permet d'équilibrer les forces qui viennent de l'avant et de l'arrière du corps, et celles qui viennent du haut et du bas du corps. Il joue le rôle de carrefour d'équilibrage au niveau physique. Il contribue à la construction de la statique debout.

L'indépendance et la mobilité du bassin par rapport au reste du corps sont obtenues par la pratique des nombreuses postures et exercices.[1]

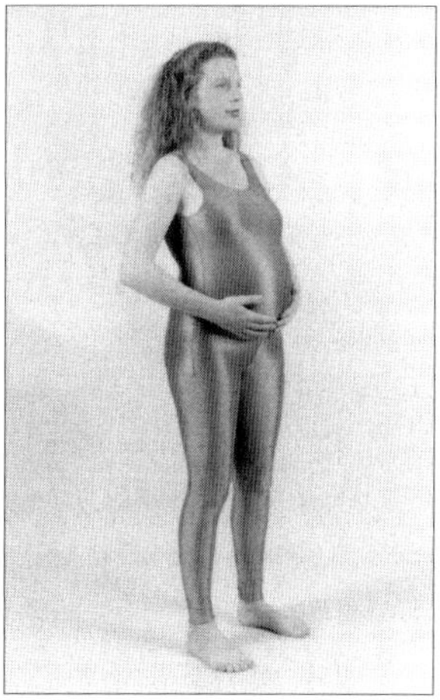

Dans la posture debout, une fois que vous avez ressenti le poids du corps qui pèse sur le bassin, que vous l'avez équilibré entre l'avant et l'arrière :

- poussez le sol avec les deux pieds pour sentir la force qui remonte dans vos jambes jusqu'au bassin, dans les articulations coxo-fémorales ;

- cherchez à équilibrer ces deux

1. Voir le chapitre « Le nid du bassin » de notre premier ouvrage : *L'Attente Sacrée, 9 mois pour donner la vie.*

forces dans le carrefour du bassin : variez l'intensité de la pression des pieds sur le sol, faites de petites bascules en avant et en arrière ;

- lorsque vous avez trouvé l'équilibre, goûtez les délices de cette suspension de votre bassin dans l'immobilité et sentez s'évanouir les tensions du corps.

Le bassin carrefour énergétique

Les énergies montante et descendante

Au niveau énergétique, dans ce que l'on nomme le corps de l'énergie, on trouve des niveaux d'énergie différents, du ruisselet au fleuve, en passant par les rivières et les torrents.

Le bassin est un carrefour énergétique fondamental.

Il est d'abord un carrefour par rapport aux deux grands courants d'énergie qui circulent dans le corps le long des méridiens d'acupuncture :

- l'énergie cosmique qui pénètre par le haut du corps, énergie descendante ;
- l'énergie tellurique qui pénètre par le bas du corps, énergie qui, elle, remonte.

Le bassin, si le passage y est libre, permet à ces deux courants d'énergies de s'équilibrer.

L'écrin de l'énergie vitale

Le bassin est également l'écrin de l'énergie vitale si précieuse.

On trouve dans cette partie du corps trois centres d'énergie, ou chakra, qui régulent trois qualités d'énergie : elles participent à des fonctions différentes :

- au niveau du périnée, se trouve le centre **d'énergie d'enracinement** (muladhara chakra).

- le centre de **l'énergie vitale** (swadhisthana chakra) est situé dans le bassin entre le pubis et le nombril.

- le troisième centre est placé dans la région abdominale à l'arrière du nombril (manipura chakra) ; il régit **l'énergie d'action**, qui pousse à aller de l'avant, la force du ventre, utilisée dans les arts martiaux ou les travaux de force (le bûcheron qui coupe le bois).

SUGGESTIONS POUR LE QUOTIDIEN

Pour éveiller dans votre corps l'énergie vitale dont se nourrit votre bébé, vous pouvez, sur la chaise sur laquelle vous êtes assise, mobiliser le bassin dans des mouvements de bascule, en avant, en arrière, et de rotation, dans un sens et dans l'autre. Puis, ressentez la vie, la chaleur qui est activée à la suite de ces exercices, manifestations de cette énergie.

B - LA PORTE D'ENTRÉE DU BASSIN

Le « grand bassin », au-dessus du détroit supérieur, avec les ailes que constituent les os iliaques, forme un nid en forme de cuvette.

L'enfant se développe, vit, grandit, dans l'intimité, la sécurité, l'arrondi accueillant de votre bassin.

Prenez le temps d'observer les croquis de bassin qui suivent, et en particulier cette cuvette : laissez venir à vous tout ce qu'elle suggère d'idées, d'images, de sensations, de souvenirs...

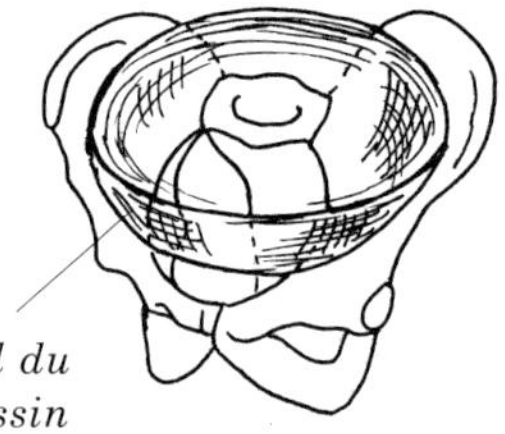

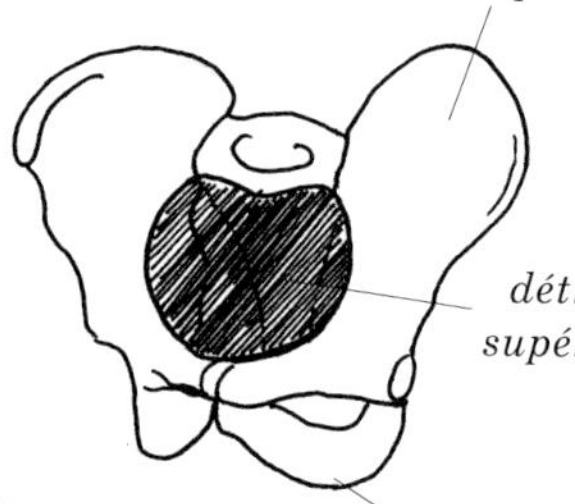

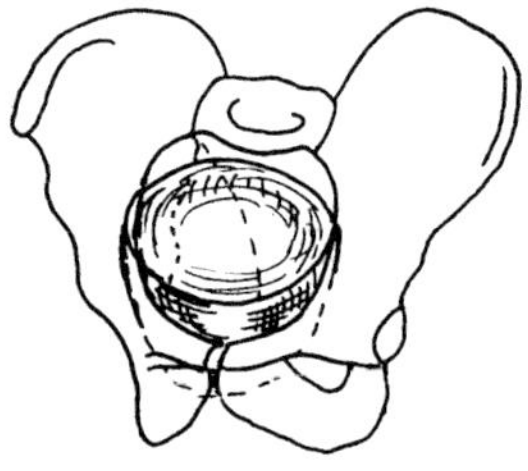

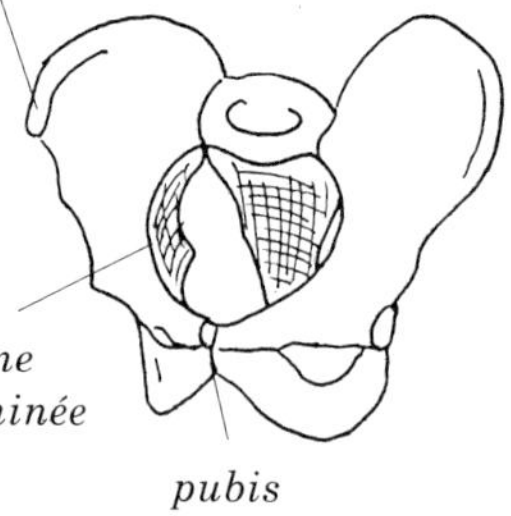

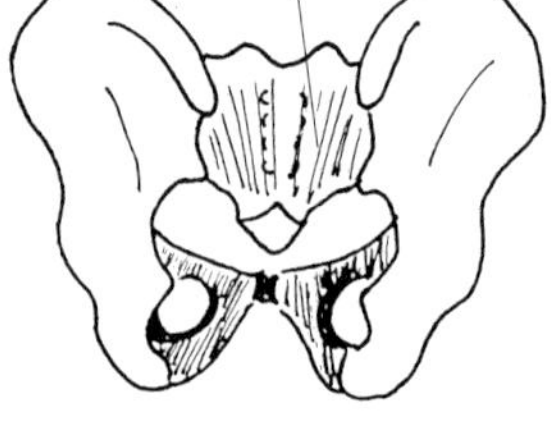

Quelle est votre première impression ? Est-ce :

- un réceptacle, un récipient, une corbeille ouverte vers le ciel, un temple intérieur ?

- un casque, un masque, des ailes de papillon ?

- une impression d'étroitesse ou au contraire de largeur, de générosité ?

- un sentiment de protection, de sécurité, de stabilité, de beauté ?

- l'idée qu'il a appartenu à un être humain ou peut-être porté un enfant ?

Prise de conscience du grand bassin

Rotation du bassin

Installez-vous confortablement, debout, dans votre corps. Posez les mains sur les hanches ou plutôt saisissez votre bassin entre les mains :

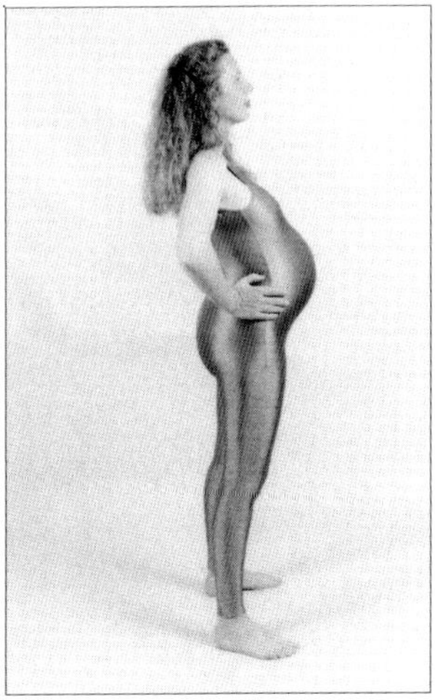

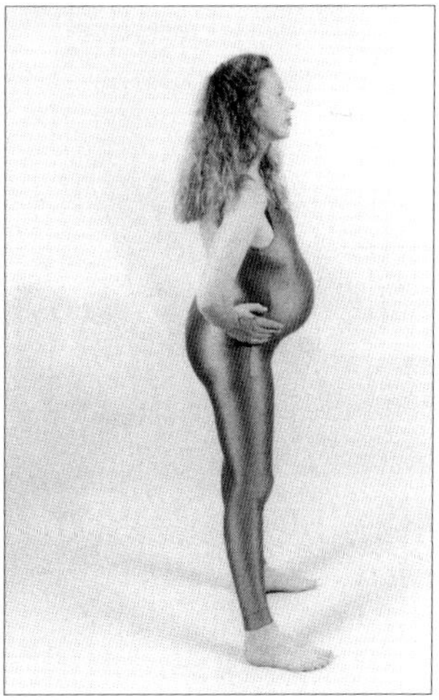

- décrivez des cercles dans l'espace avec votre bassin, sans plier les genoux : en avant, à droite, en arrière, à gauche et en sens inverse ;

- recherchez la fluidité du mouvement et si vous habitez vraiment votre bassin, vous sentirez qu'il est le moteur du mouvement. Tout le reste du corps est entraîné de façon passive : sensation délicieuse d'être guidée par ce bébé qui vous habite, qui tourne et qui tourne encore, à en perdre la tête...

Abandonnez-vous sur le sol, et accueillez cette énergie qui monte en vous et se déverse dans votre corps à partir du nid douillet du bébé. Laissez-vous imprégner, baigner et vivifier, tous les deux, par cette douce chaleur.

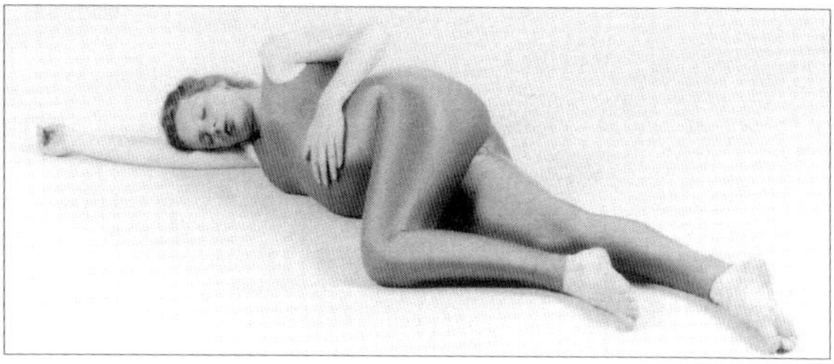

La largeur du bassin

Debout, saisissez votre bassin entre les mains, prenez conscience de sa largeur.

Dans le quotidien, et en particulier pendant la grossesse, lorsqu'il est question de la taille d'un bassin, on pense immédiatement à cette dimension extérieure, que vous sentez entre vos mains. Or la largeur extérieure d'un bassin, ne donne pas d'indication sûre de sa dimension intérieure, qui seule nous intéresse pour l'accouchement. Situez-vous alors quelques centimètres à l'intérieur de chaque aile iliaque, pour visualiser, globalement d'abord, la largeur intérieure du bassin.

Entre les ailes du bassin, le détroit supérieur, qui fait la limite entre le grand bassin que nous venons de découvrir et le petit bassin que nous explorerons plus loin, **ce détroit supérieur est la porte d'entrée du bassin** que nous allons visualiser, grâce aux exercices qui suivent.

Le grand bassin dans les postures

Imaginez que vous placez un projecteur dans le bassin épousant exactement la forme de l'orifice supérieur, de la porte d'entrée du bassin. Le faisceau lumineux dirigé vers le haut, baigne de lumière la cavité abdominale.

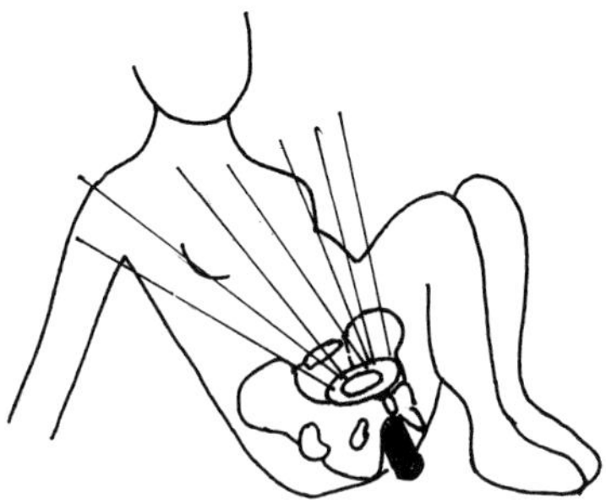

Le cerceau

Dans la posture debout, les pieds bien écartés, imaginez que vous avez autour de la taille un cerceau que vous voulez faire tourner autour de votre bassin :

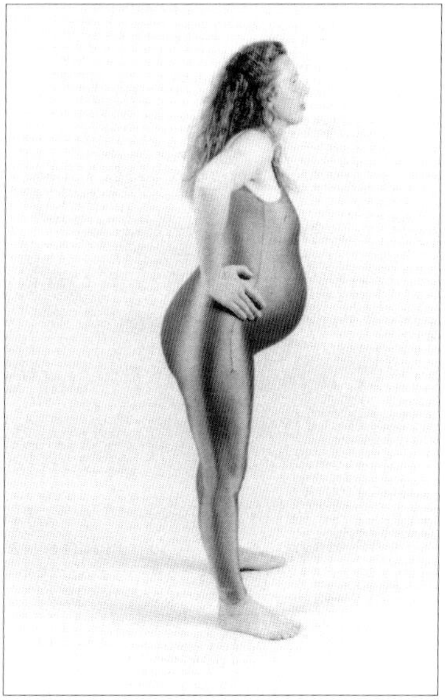

- reprenez la rotation du bassin et suivez les différentes directions que prend le faisceau lumineux au cours du mouvement ;

- soyez dans cette ouverture, offrez-la en avant, à gauche, vers le haut et en arrière, puis à droite et en sens inverse.

Bascules et rotations du bassin à quatre pattes

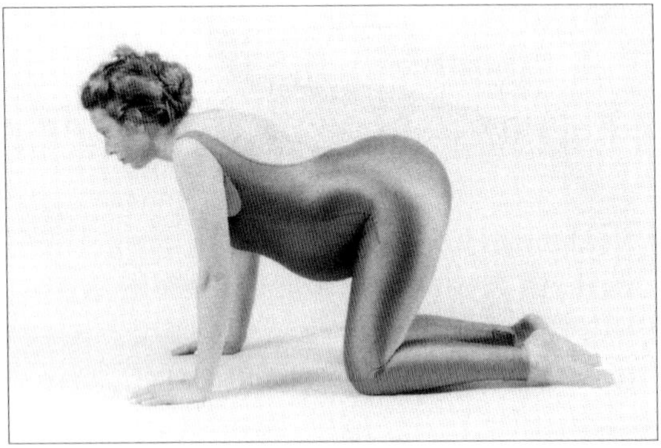

À quatre pattes, les mains écartées de la largeur des épaules, les genoux de la largeur des hanches, répartissez le poids du corps sur les quatre membres :

- prenez conscience des points de repère de votre bassin et palpez-les au besoin : pubis, plateau du sacrum. Visualisez l'orifice supérieur qui se trouve pratiquement vertical dans cette position. Replacez le spot lumineux et visualisez la direction de la lumière ;

- déplacez le bassin vers le haut, vers le bas, lentement et régulièrement ;

- basculez le bassin, à droite, à gauche, les cuisses restant perpendiculaires au sol. Ne cambrez pas, l'arrière du bassin se déplaçant sur un plan horizontal ;

- faites alors des cercles dans l'espace avec votre bassin, c'est la rotation.

Dans chacun de ces trois exercices[1], suivez le balayage de la lumière, à chaque instant, verticalement, puis horizontalement, et enfin en rotation.

Imaginez une intensité lumineuse faible d'abord, puis plus puissante.

1. Ces exercices sont décrits avec plus de détails dans l'ouvrage précédent, *L'Attente Sacrée, 9 mois pour donner la vie.*

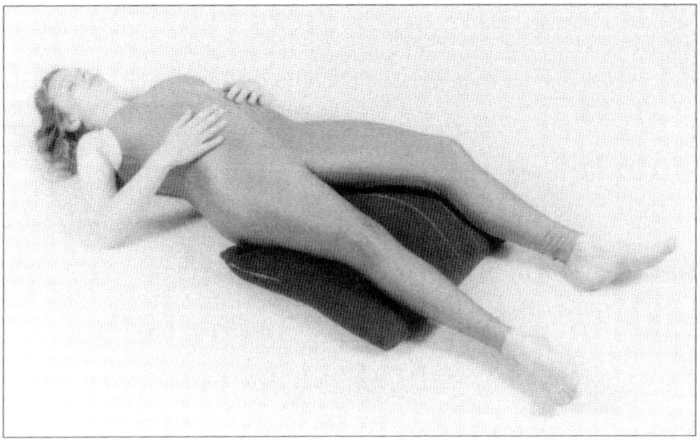

Détendez-vous dans la posture de votre choix, tout en restant dans le ressenti de l'ouverture supérieure de votre bassin.

La porte d'entrée du bassin

Installez-vous dans une posture assise confortable : sur une chaise, les pieds au sol, la colonne vertébrale érigée, ou au sol, sur un coussin ou un petit banc.

La respiration des ailes du bassin

Posez les mains sur les ailes du bassin, en dessous de la taille, les doigts dirigés vers l'avant :

- respirez entre les ailes du bassin, comme si le grand bassin s'emplissait d'air à l'inspiration, lorsque le diaphragme descend ;

- et comme s'il se vidait de cet air, à l'expiration, lorsque le diaphragme remonte.

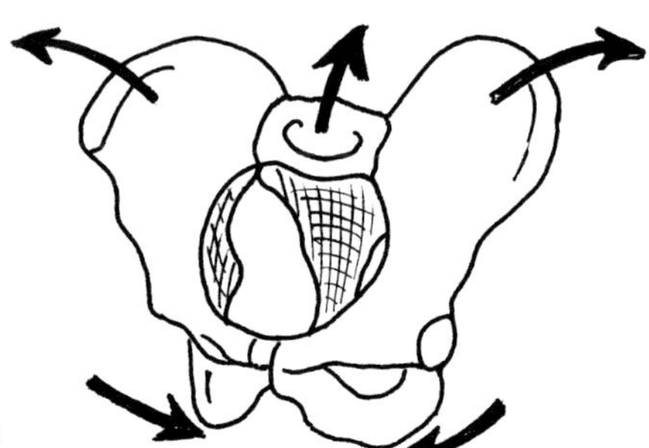

Le mouvement d'ouverture et de fermeture des ailes du bassin avec la respiration est certes très fin, mais néanmoins réel.

Pour vous aider à le ressentir dans un premier temps :

- faites une forte pression avec vos mains sur les os iliaques pour les rapprocher lorsque vous expirez, tout en serrant vos abdominaux et la taille en particulier ;

- sentez votre bassin s'ouvrir, lorsque vous inspirez en faisant descendre la respiration entre vos mains ;

- continuez l'expérience de ce mouvement de bassin entre vos mains au cours de la respiration, et, lorsque vous le percevez bien, ôtez vos mains pour le ressentir de l'intérieur ;

- le grand bassin s'élargit, les ailes iliaques s'écartent à l'inspiration ;

- puis à l'expiration, les os iliaques se rapprochent et diminuent l'ouverture de la cuvette du bassin.

Lorsque vous êtes assise sur une chaise, ayez plaisir à faire bouger ainsi votre bassin, de temps en temps, dans la journée. Faites-le de plus en plus souvent, lorsque la date de la naissance approche, pour envisager l'ouverture de la porte d'entrée du bassin et laisser descendre votre bébé, premier pas vers la préparation de la naissance.

La porte est fermée

Reprenez la respiration entre les ailes du bassin, puis cessez. Restez dans la cuvette du grand bassin, appréciez l'ambiance de ce nid douillet dans lequel se trouve votre bébé.

Prenez conscience de l'espace du petit bassin, en dessous. Séparez les deux espaces du grand et du petit bassin, cela ferme la porte entre eux. La porte fermée, restez dans le grand bassin et l'espace de la cavité abdominale.

Observez vos sensations lorsque la porte est fermée, comment habitez-vous le nid du bassin ? Partagez-le avec votre bébé.

Pendant toute la durée de la grossesse, maintenez fermée cette porte virtuelle. C'est en général ce que vous faites d'une manière inconsciente, lorsque vous vivez l'aspect nid, dans lequel vous avez plaisir à rencontrer votre bébé, à dialoguer avec lui.

La fermeture de cette porte explique, à mon sens, de nombreuses césariennes. La plupart des femmes ignorent sa présence et bien sûr son état d'ouverture ou de fermeture.

Marie

Martine mimait le passage du bébé à l'intérieur d'un bassin qu'elle tenait dans les mains. Mon visage se crispa et j'eus une sensation de dégoût, de refus... L'idée m'a fait très peur...
Est-ce un hasard si la grossesse s'est terminée par une césarienne ?

Chaque femme a sa façon toute personnelle d'habiter son corps, liée à sa personnalité et à son histoire. Chez certaines, les portes sont toujours toutes ouvertes : attention aux courants d'air ! Chez d'autres, c'est verrouillé à triple tour !

Il n'y a pas de jugement à porter : certaines sont de même introverties ou extraverties : c'est ainsi...

L'important est d'en prendre conscience soi-même, pour ne pas subir une situation et pouvoir agir au moment de la naissance, en ouvrant la porte pour laisser s'engager l'enfant... Car l'enfant a son mot à dire lui aussi : il y a toujours interaction entre la mère, qui accouche (50%) et l'enfant, qui naît (50%).

La porte est ouverte

Pour préparer la descente de votre bébé, vous allez ouvrir cette porte.

Reprenez la respiration entre les ailes du bassin jusqu'à bien ressentir le grand bassin. Prenez votre temps, goûtez l'ambiance de ce lieu dans lequel vous avez eu tant de plaisir à découvrir votre hôte.

Environ trois semaines avant la naissance, faites l'exercice d'ouverture de cette porte :

- ouvrez la porte : laissez communiquer l'espace de la cavité abdominale, du grand bassin, avec l'espace en dessous, du petit bassin. Ouvrez tout grand et ressentez ce « trou » juste au-dessous : futur lieu de passage du bébé dans votre bassin. Restez dans le grand bassin à ressentir cette ouverture au-dessous.

Ouvrir la porte, c'est faire le passage dans votre bassin qui s'ouvre, c'est, dans votre cœur, accepter la séparation de vos entrailles, votre ventre qui se vide de son précieux contenu, accepter le départ du nid, première étape de la naissance.

Notez vos premières impressions... Avez-vous de la facilité à ouvrir ou au contraire avez-vous de l'appréhension ? Apprivoisez vos sentiments, tout ce qui monte en vous... Peut-être aurez-vous la chance de retrouver des sensations qui viennent de très loin, de votre propre naissance comme Pierre-Henri et Louise...

PIERRE-HENRI

Une fois la porte ouverte j'ai ressenti une impatience folle, j'avais envie de descendre, de m'engager dans le passage, c'était long interminable, je ne voulais pas attendre, je ne pouvais pas attendre !

J'ai retrouvé là l'origine de mon impatience, impatience en tout lieu, toutes occasions : je ne supporte pas d'attendre.
Je n'en revenais pas d'avoir recontacté cette sensation.

Louise

Une fois dans le nid du bassin, je me sentais poussée vers le gouffre en dessous de moi, je ne voulais pas descendre ; je n'avais pas peur mais je voulais prendre tout mon temps. J'étais bien, dans une espèce de jouissance de l'instant : je voulais faire durer cet instant le plus longtemps possible !

Puis fermez la porte, séparez à nouveau les deux espaces du petit et du grand bassin et détendez-vous dans la posture de votre choix. Appréciez...

L'ouverture de cette porte fonctionne à trois niveaux :
- physique ;
- énergétique, émotionnel ;
- mental.

Ces trois niveaux correspondent aux trois plans de l'être, aux trois corps de l'homme. L'ouverture de ces portes se fait dans un certain ordre : des plans les plus subtils, vers les plans les plus denses.

Le corps mental

Pour ouvrir cette première porte à son enfant, la femme accepte d'une part l'idée que le moment de l'accouchement est arrivé, et que c'est le **bon moment**. Il peut y avoir toutes sortes d'empêchements dans sa tête à résoudre. Elle **accepte** d'autre part **que le bébé commence à entrer dans son petit bassin**.

L'acceptation de ces différentes idées se passe au niveau mental.

Le corps émotionnel, énergétique

Il peut y avoir des peurs soudaines qui surgissent : l'idée de la grande traversée n'est pas évidente pour toutes les femmes. Elles ont donc à **accepter sur le plan affectif** de commencer à se séparer de leur enfant.

L'**énergie** s'active alors pour que le bébé descende : c'est le plan énergétique.

Le corps physique

Le haut du bassin s'ouvre, se fait passage pour le bébé : c'est l'ouverture physique.

Lorsque la mère est en accord dans sa tête, dans son cœur et dans son corps, la porte s'ouvre successivement sur ces différents plans et le bébé peut s'engager et descendre dans le bassin de sa mère.

SUGGESTIONS POUR LE QUOTIDIEN

Donnez un bain de lumière à votre bébé

Lorsque vous êtes assise, placez les mains sur votre ventre comme si vous preniez votre enfant dans les bras. Imaginez une lumière qui vient du fond de votre bassin et éclaire tout l'intérieur de votre ventre. Sentez que votre bébé baigne dans ce halo de lumière aux vertus bénéfiques, douce en fin de journée, plus intense lorsque vous voulez le réveiller...

C - LA PORTE DE SORTIE DU BASSIN

Nous allons maintenant explorer la base du bassin, dernière porte que franchit le bébé à la naissance.

Les ischions : l'avant du bassin

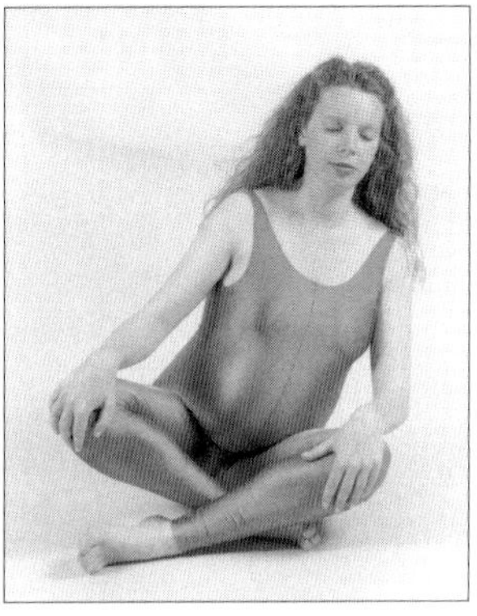

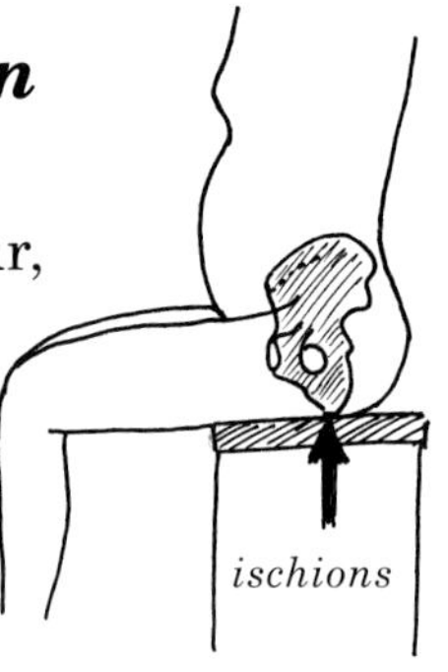

Assise en tailleur, basculez votre bassin à droite, à gauche, sensibilisez les points de contact sur le sol, les ischions, ces os pointus au milieu des fessiers.

La position assise donne souvent la sensation que les ischions s'attachent à l'arrière du bassin. Il est important de rétablir leur véritable position dans votre schéma corporel. Repérez-les sur les croquis.

En posture assise, fermez les yeux :

- visualisez les ischions en vous, en prolongement de la branche pubienne en avant ;

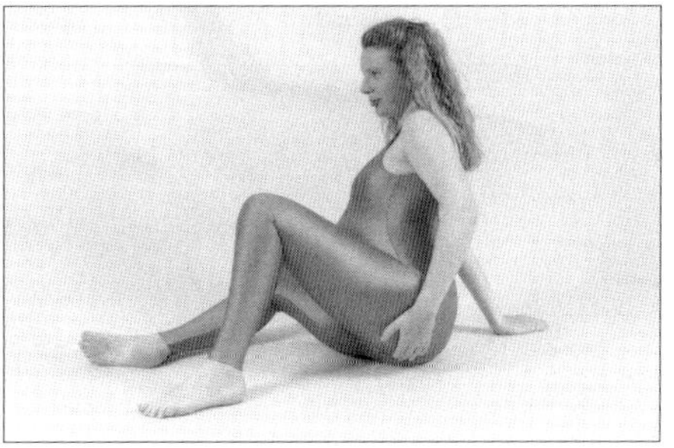

- palpez tout l'avant de l'os du pubis, de la symphyse, au centre, jusqu'au pli de l'aine ;

- puis traversez mentalement la largeur de la cuisse pour rejoindre la pointe de l'ischion que vous sentez en contact avec le sol.

Faites de même de l'autre côté.

Le losange de base

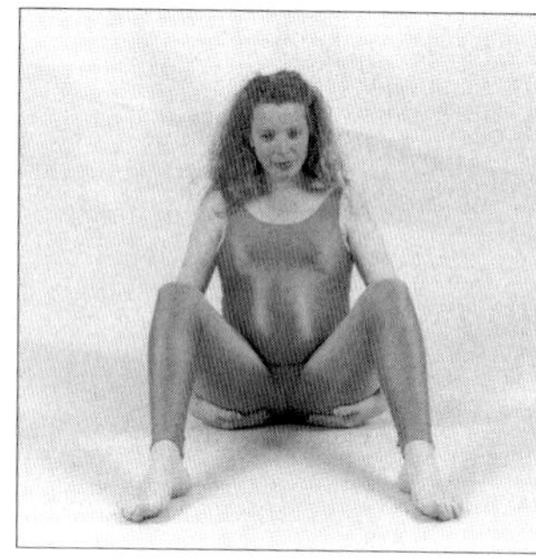

Quittez la posture en tailleur et décroisez les jambes :

- avec les deux mains, palpez l'orifice inférieur de votre bassin, le détroit inférieur. Prenez quatre points de repère : le coccyx, les deux ischions et le pubis ;

- sentez le coccyx à la base du sacrum en arrière : c'est la pointe d'un triangle, dont les côtés rejoignent les ischions. Palpez plusieurs fois et en même temps visualisez ce premier triangle ;

- puis des ischions, rejoignez en palpant, la partie inférieure du pubis, qui est le sommet du deuxième triangle. Sentez plusieurs fois ce triangle qui est plus étroit que le premier ;

- parcourez alors deux ou trois fois l'ensemble des deux triangles jusqu'à ce que leur image de losange soit nette dans votre tête aussi bien que sous vos mains.

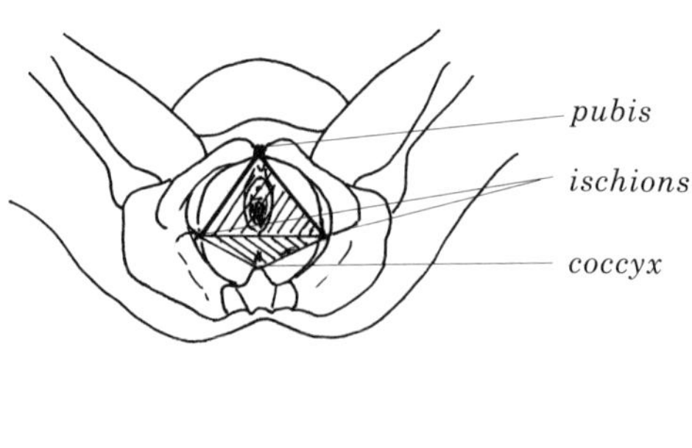

Le plancher pelvien

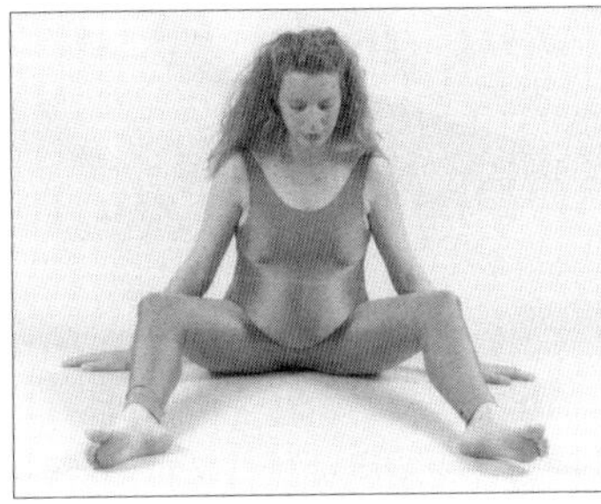

Assise sur le sol, en appui sur les bras, les jambes allongées et détendues devant vous, sentez le contact de votre base avec le sol. Modifiez l'inclinaison de votre buste pour que le triangle arrière, que vous venez de découvrir, soit en contact étroit avec le sol. Vous pouvez vous appuyer sur les mains en arrière :

- sentez le triangle arrière, visualisez le triangle avant, puis visualisez le losange qu'ils forment ensemble ; situez-y l'anus et l'orifice vaginal ;

- les yeux clos, visualisez la musculature du périnée, qui tapisse le fond du bassin sur deux couches. La musculature superficielle part du pubis, passe autour du vagin, s'entrecroise entre sexe et anus, entoure l'anus pour s'attacher à l'arrière sur le coccyx et le sacrum.

Veuillez vous reporter à l'ouvrage précédent[1] qui indique comment arriver à une prise de conscience très précise des muscles du périnée.

- contractez l'ensemble de ces muscles, sentez le sphincter anal et l'orifice vaginal qui se resserrent et qui remontent vers l'intérieur. Maintenez l'ensemble contracté quelques secondes, puis relâchez.

Veillez à ne pas provoquer de contractions parasites, dans les fessiers, les cuisses, les abdominaux.

Faites-en l'expérience plusieurs fois, puis appréciez la détente.

1. *L'Attente Sacrée, 9 mois pour donner la vie.*

Éveil de la base

Des cercles sur le sol

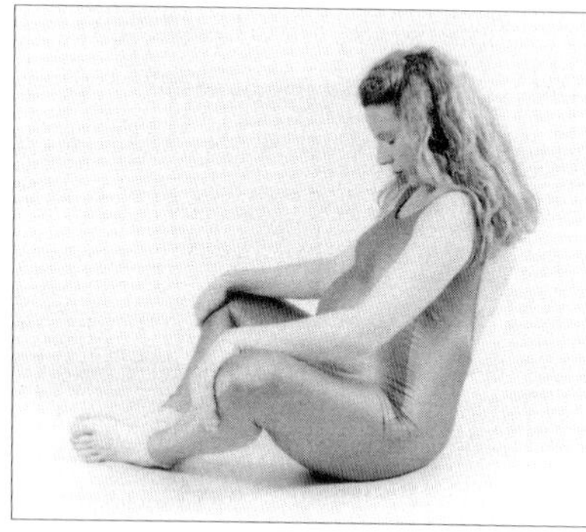

Assise, les jambes repliées devant vous, décrivez des cercles sur le sol avec la base de votre bassin. Vous pouvez saisir les genoux pour avoir un meilleur équilibre :

- sentez ou devinez le contact du coccyx avec le sol, roulez sur l'ischion droit, puis en avant en rapprochant du sol la base du pubis ; roulez alors sur l'ischion gauche, pour retrouver l'appui en arrière sur le coccyx ;

- faites plusieurs cercles dans un sens avant de les découvrir en sens inverse ; n'oubliez pas de visualiser les deux triangles et le losange global ;

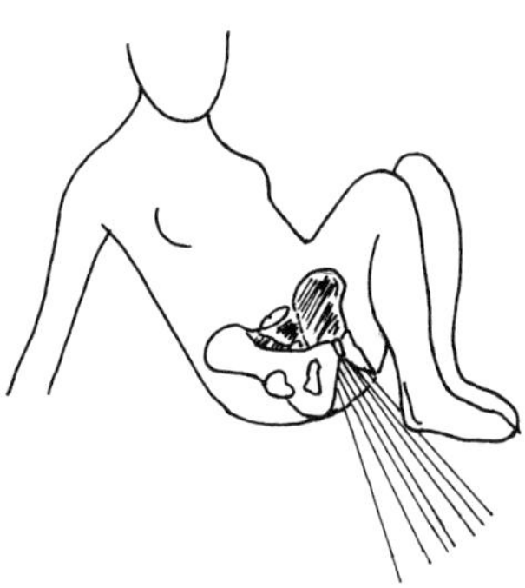

- reprenez l'image du projecteur utilisé pour l'orifice supérieur. Encastrez-le dans le détroit inférieur, la lumière dirigée vers le bas. Imaginez qu'il a une forme de losange ;

- reprenez les mêmes postures en vivant non plus la partie supérieure du bassin, mais sa partie inférieure.

Posture debout

Debout, les pieds écartés, sentez le contact des plantes de pied avec le sol, placez les mains sur les hanches :

- reprenez la rotation du bassin en suivant les différentes directions que prend le faisceau lumineux sur le sol au cours du mouvement ;

- soyez dans cette ouverture vers le sol, offrez-la en avant, à gauche, en arrière puis à droite... et en sens inverse. Appréciez ;

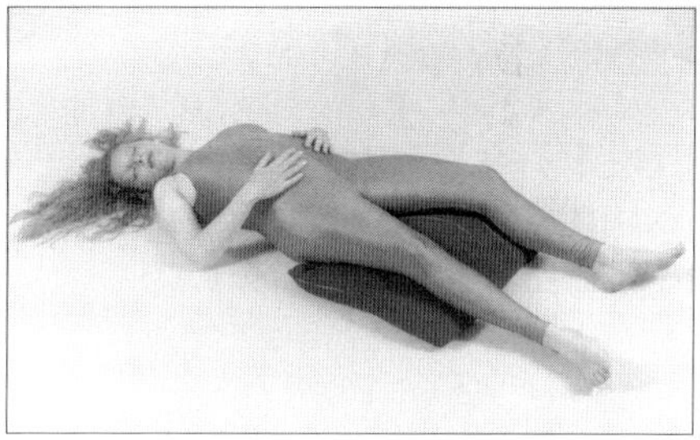

- venez vous détendre dans la posture de votre choix, restez dans l'ouverture basse de votre bassin pour l'intégrer à votre schéma corporel.

Bascules et rotations à quatre pattes

Les mains écartées de la largeur des épaules, les genoux de la largeur des hanches, répartissez le poids du corps sur les quatre membres :

- déplacez le bassin vers le haut, vers le bas, lentement et régulièrement, plusieurs fois, en mouvement de bascule ;

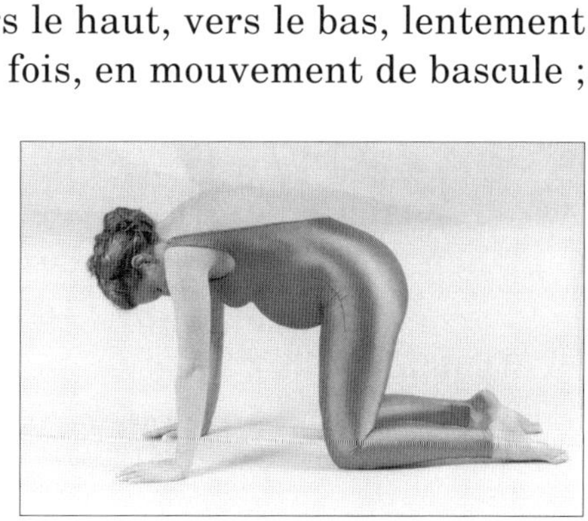

- puis, déplacez le bassin, à droite, à gauche, les cuisses restant perpendiculaires au sol. Ne cambrez pas : l'arrière du bassin reste dans un plan horizontal. Puis faites des cercles dans l'espace avec votre bassin, dans un sens puis en sens inverse ;

- dans chacun de ces trois exercices, prenez votre temps pour découvrir, à chaque instant, le balayage de la lumière en arrière, vers le haut, vers le bas, à droite, à gauche, puis en cercle.

Détendez-vous quelques instants en vous asseyant sur les talons, les deux poings sous le front. Allez respirer jusque dans votre base, à l'écoute des sensations qui se manifestent. Appréciez en silence.

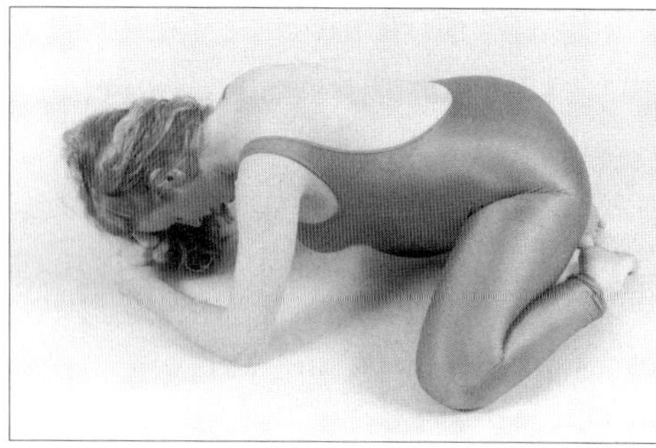

La porte de sortie du bassin

Asseyez-vous confortablement sur une chaise, en tailleur, sur un coussin ou un petit banc. Profitez de l'éveil de votre base, grâce aux exercices précédents, pour aller y respirer.

La respiration dans la base

- À chaque inspiration, sentez une légère pression sur le plancher pelvien, suivie d'une dépression à l'expiration ;

- consciemment, amplifiez l'appui de l'inspiration sur le plancher pelvien et vivez la détente, à l'expiration, pendant plusieurs respirations.

Lorsque vous l'avez bien sentie, accompagnez la

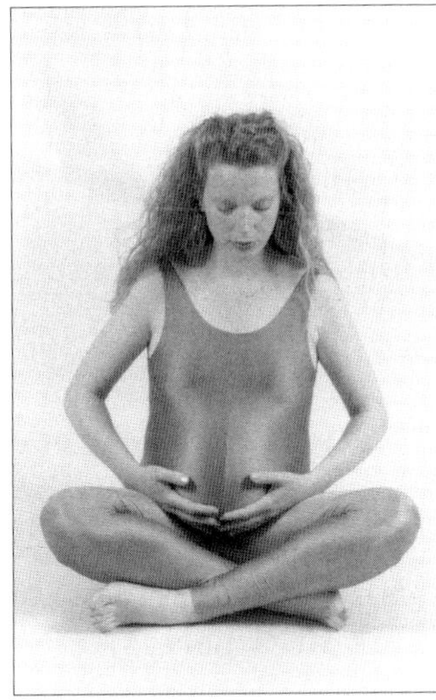

remontée du périnée, en contractant les muscles pelviens à chaque fin d'expiration :

- à l'inspiration, sentez l'appui sur le périnée ;

- à l'expiration, sentez la remontée du périnée qui s'amorce ;

- puis en fin d'expiration, contractez-le pour le remonter volontairement ;

- faites-le plusieurs fois.

Continuez avec patience cette respiration dans la base ; si vous ne sentez pas tout de suite, ne vous découragez pas, cette musculature va s'éveiller petit à petit avec la pratique.

La porte est fermée

Dans la posture assise, restez présente à l'intérieur de votre bassin. Posez-vous sur le plancher pelvien, appréciez l'ambiance.

La porte de sortie du bassin est matérialisée, elle, par les deux couches de muscles du périnée. Ressentez la présence de cette porte. Sentez que la porte est fermée en mettant un peu plus de tonicité dans la musculature du périnée. Attention à ne pas confondre fermeté et crispation !

Ressentez la solidité de votre base, lorsque vous vous asseyez dans le fond de votre bassin. Cette assise ferme est accompagnée d'un sentiment de confiance, confiance dans ses appuis, avec tout ce qu'ils symbolisent : c'est le fondement de l'assise.

Pendant toute la durée de la grossesse, cette porte demeure fermée. Maintenez-la fermée, tout en pratiquant les exercices de contraction-détente du périnée. Pour pouvoir ouvrir, tout grand, cette dernière porte, au moment de la naissance de votre bébé, il faut s'entraîner au fonctionnement d'ouverture et de fermeture des issues.

Ouvrez la porte

Un peu plus loin, nous reprendrons, étape par étape, la grande traversée du bébé avec le franchissement des différentes portes.

Cette dernière porte à franchir est, en réalité, double au niveau physique, de par les deux couches des muscles du périnée.

Lorsque la mère est en accord dans sa tête, dans son cœur et dans son corps, la porte s'ouvre successivement sur ces différents plans et le bébé peut sortir.

Voilà pour votre partie à jouer, votre rôle pendant l'accouchement.

Puis du côté du bébé, de la naissance, l'enfant est libre de jouer sa partie comme il l'entend, de faire le chemin, en fonction de sa personnalité, de ce qui se joue pour lui :

- un fonceur, un impatient, pousse, trépigne, ouvre la voie, descend dans une spirale folle, veut déjà tout découvrir, dévorer la vie...

- un craintif qui freine des quatre fers, se retient, avance millimètre par millimètre, avec prudence...

- un lent qui prend tout son temps, savoure, fait des pauses, se ressaisit, choisit le bon moment pour lui...

Le vécu de la naissance est d'une richesse intense, lorsque la femme peut ouvrir les portes, ouvrir son corps, rester à l'écoute de son enfant et respecter sa façon toute personnelle de naître. La personnalité de l'enfant qui s'exprime dans sa naissance, vous la retrouverez dans tous les événements de sa vie, qu'il se prépare pour l'école ou organise ses jeux.

SUGGESTIONS POUR LE QUOTIDIEN

Assise dans sa base

Chaque fois que vous vous asseyez sur un siège : partez de la perception de l'appui des ischions sur la chaise et remontez mentalement à l'intérieur du haut de la cuisse, pour aller jusqu'au pubis. Visualisez le triangle avant de votre base.

Essayez cette visualisation pendant quelque temps jusqu'à ce que vous sentiez bien votre base et surtout l'appartenance des ischions à l'avant du bassin, comme le prolongement de la branche pubienne.

D - LE PETIT BASSIN : LE TEMPLE SACRÉ

Regardez la forme du « petit bassin » et laissez votre imagination parler. Vous pourrez peut-être voir un bouclier de protection, un masque avec les deux gros trous pour les yeux, un casque ailé, une grotte nichée dans la profondeur de votre intimité, un tunnel, un trou, un puits, une sculpture...

Vous pourrez peut-être voir « le temple sacré » qui a pour mission de protéger les organes reproducteurs, réserve sacrée de vie.

Prenez le temps de ressentir dans votre corps, dans votre bassin au plus profond de vous-même, ce temple intérieur.

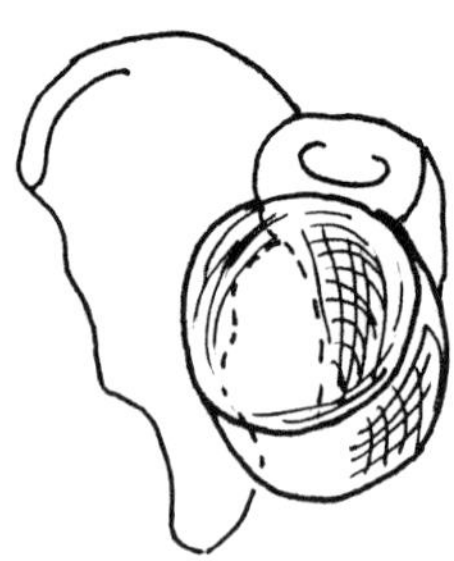

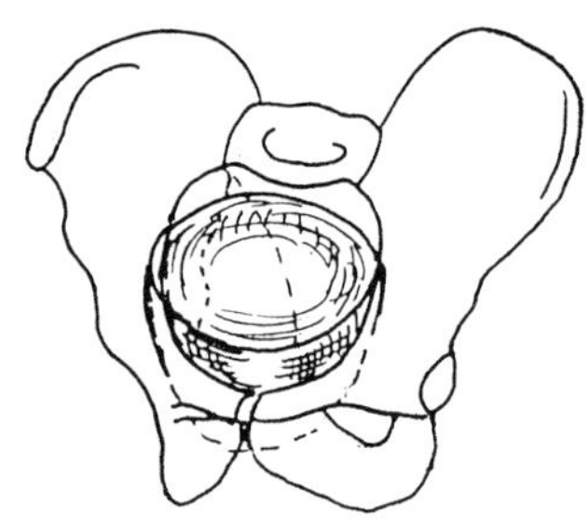

Le parcours initiatique

Le dessin illustre très clairement la spirale suivie par le bébé qui s'engage dans le bassin, progresse à l'intérieur pour venir se présenter à la porte de sortie, la vulve.

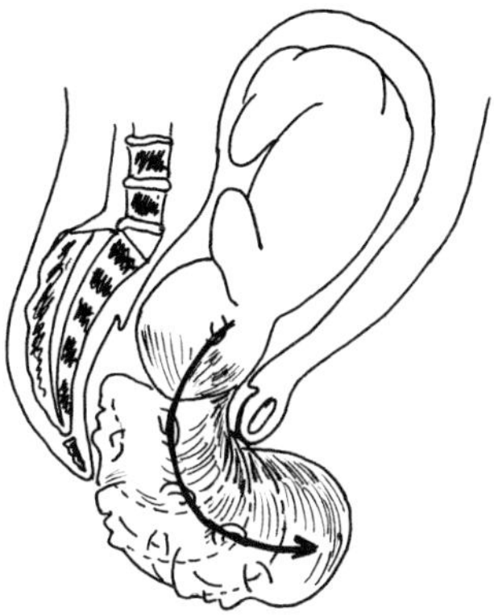

Fermez les yeux, soyez dans votre bassin et visualisez cette progression de l'enfant dans votre propre corps, d'abord globalement. Si vous savez que votre enfant a le dos à gauche, à droite ou présente les fesses d'abord, partez de votre réalité. Si vous attendez des jumeaux, visualisez le premier passage et prenez tout votre temps pour visualiser le deuxième passage.

Cet exercice ne doit pas être purement intellectuel. Partez du ressenti, de la perception du grand bassin et de l'orifice supérieur.

Nous avons en général un ressenti plus précis du grand bassin et de la cavité abdominale, grâce à la présence du bébé et aux manifestations des organes de digestion et d'élimination. Le petit bassin par contre, n'a pour la plupart des femmes, pas ou peu d'existence dans le schéma corporel.

Les échanges qui font suite aux séances de découverte de l'intérieur du bassin sont très révélateurs à ce sujet.

Beaucoup sentent un trou noir, sombre, pas très engageant, au milieu de leur bassin. D'autres ont une sensation d'étouffement, de malaise, au cours de la visualisation. D'autres encore disent ne rien percevoir ou bien ont une sensation de vide. Pour d'autres, cette exploration a, au contraire, libéré de l'énergie, un bien-être, et a même provoqué des rêves sur leur propre naissance.

Quelle que soit votre expérience, la grossesse est l'occasion rêvée pour habiter cette pièce souvent désertée, l'éclairer, la rendre plus chaleureuse et accueillante dans la maison de votre corps.

Les respirations

Respiration dans le bassin

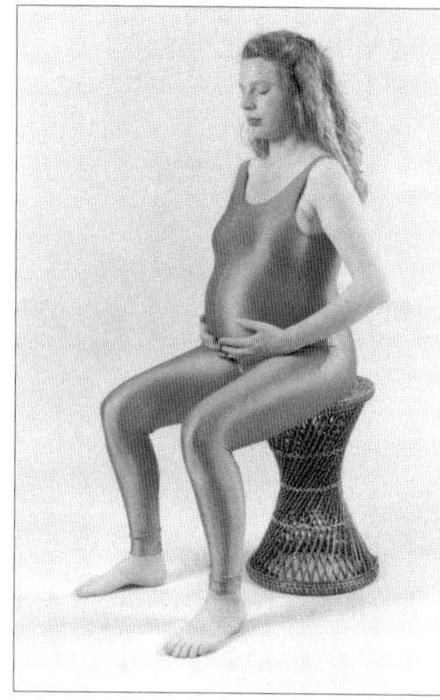

Dans une posture assise, soit en tailleur, soit sur une chaise, érigez la colonne vertébrale, les épaules rejetées en arrière et basses, les bras détendus :

- posez les mains sur votre ventre et sentez la respiration abdominale. Vivez-la un moment. Lorsque vous sentez que vous avez quitté vos soucis, tracas, pensées et que vous habitez bien votre ventre, vous le sentez s'épanouir sous vos mains à chaque respiration. Prenez le temps d'être toute à votre enfant, offrez-lui ce moment de calme, de disponibilité. Si vous êtes attentive, vous pouvez percevoir qu'il prend ses aises, s'étale en vous, se délecte de cette onde de détente qui l'enveloppe délicatement. Appréciez et restez unis un moment :

- prenez conscience du contact de votre base avec la chaise ou le sol ;

- allez respirer jusque dans le fond de votre bassin, et sentez, à chaque inspiration, la descente du diaphragme qui crée une pression sur le plancher pelvien et à travers lui, sur votre assise, comme vous l'avez déjà pratiqué précédemment ;

- à chaque expiration, sentez cette pression diminuer. Pratiquez un long moment, de façon à éveiller les sensations intérieures ;

- puis, imaginez votre bassin qui s'emplit d'air à chaque inspiration et se vide à chaque expiration. Sentez le contact étroit de cette pression avec les parois internes du sacrum, des os iliaques, du pubis et du plancher pelvien. Vivez cette alternance de plénitude et de vide au rythme du souffle.

Recherchez le calme, la régularité de la respiration, puis appréciez la détente. Observez l'ambiance intérieure, et les sentiments qui vous animent.

La spirale de la naissance

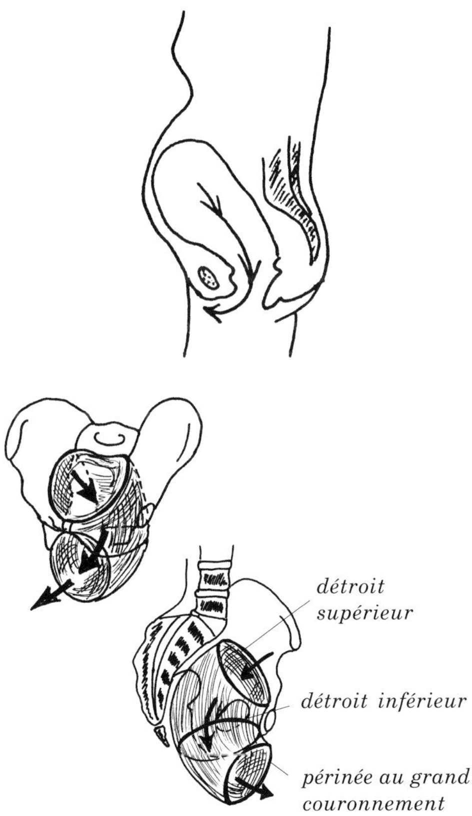

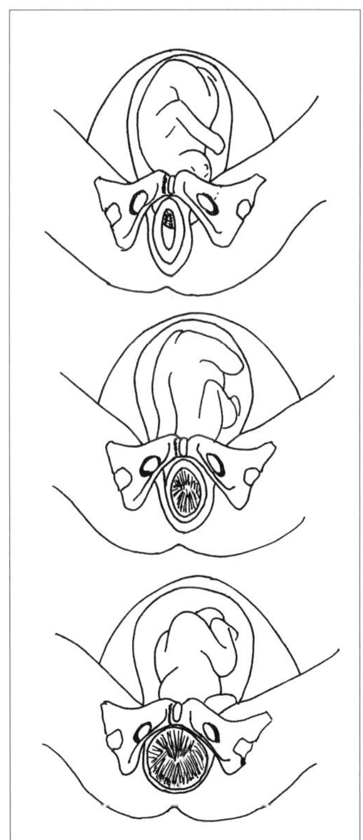

À partir de cette nouvelle perception de votre corps, vous allez visualiser la progression de votre enfant dans le bassin avec son mouvement en spirale. Recherchez de plus en plus la précision dans le parcours de ce chemin vers la vie.

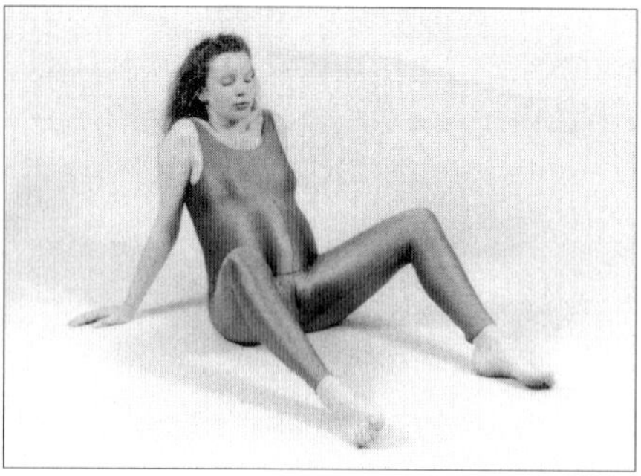

Installez-vous confortablement en position assise, en appui sur les bras. Pliez les jambes, les pieds sur le sol largement écartés pour ouvrir la base du bassin et le périnée.

Sentez la tête de votre bébé, s'engageant dans l'orifice supérieur, le dos à gauche, son visage regardant à droite. S'il a le dos à droite, il tournera dans le sens des aiguilles d'une montre pour se mettre en position.

Une fois cette porte d'entrée franchie, le bébé suit « le pas de vis » du bassin (toujours dans le sens des aiguilles d'une montre), son visage glissant le long de votre sacrum, repoussant le coccyx. Puis son visage continue à glisser sur la musculature profonde du périnée qui se met en forme de tunnel autour de sa tête.

Sa nuque vient alors s'articuler autour de votre pubis, présentant le sommet de son crâne à la vulve. La tête sort, puis il continue son quart de tour, toujours dans le même sens, pour aligner ses épaules dans la longueur de votre sexe ; une épaule puis l'autre est délivrée ; vous pourrez alors le recevoir dans vos mains.

Le ressenti très précis de votre corps dans cette technique de visualisation, permet d'effectuer en vous un travail en profondeur sur les différents « plans de l'être ». Au moment de la naissance, les différents corps, physique, énergétique, émotionnel, mental et spirituel, s'harmonisent et se préparent à faire vibrer à tous les niveaux, l'ouverture qui se concrétisera par la mise au monde du bébé à travers votre corps.

Au cours du dernier mois, faites cette pratique régulièrement, puis tous les jours pendant la semaine qui précède la naissance. Le soir avant de vous endormir et le matin avant de vous réveiller complètement sont des moments privilégiés de grande réceptivité. Le jour de la naissance, vous pourrez apprécier le bénéfice de ces exercices de visualisation, mesurer combien ils vous permettent d'être plus présente dans votre corps et à votre enfant.

La peur, qui est un des facteurs principaux de perturbation de l'accouchement, peur de l'inconnu, peur de la douleur, disparaît en partie ou complètement, si vous pouvez à chaque instant identifier et mettre un nom sur les sensations qui vous assaillent.

Certaines femmes sont prises d'une peur panique au moment du passage du bébé dans leur bassin : elles ne supportent pas son ouverture extrême, ne sachant ce qui se passe exactement. Elles expriment souvent la peur que leur bassin n'éclate en mille morceaux.

La prise de conscience et l'exploration minutieuse du bassin, le petit et le grand, de ses articulations, permet de reconnaître cette sensation d'écartèlement et de l'accepter, même dans la violence des contractions. Ces sensations déjà expérimentées dans des exercices sont identifiées et acceptées sans peur.

Vous pourrez être ainsi tranquillement présente à tout ce qui se vit dans votre corps au moment du passage, et laisser cette ouverture se faire en vous, généreusement, sans aucune retenue.

Vivez cette présence dans le petit bassin en reprenant les postures que vous connaissez déjà.

ISABELLE

Lors de l'expulsion, j'ai bien senti le trajet de mon enfant, notamment toute la partie où il appuie sur le sacrum.

Les postures et le petit bassin

Bascules du bassin sur le dos

Placez-vous sur le dos, les jambes repliées, les pieds sur le sol écartés de la largeur du bassin :

- sentez le contact du sacrum avec le sol et pénétrez à l'intérieur du petit bassin que vous visualisez inondé de lumière ;

- vivez les mouvements de bascule et de rotation de bassin en essayant de rester à l'intérieur de cet espace lumineux ;

- à l'expiration, plaquez les lombes au sol, à l'inspiration creusez la taille. C'est un exercice que vous connaissez déjà : lancez le mouvement en harmonie avec votre respiration, puis soyez au cœur de votre bassin pour le sentir dans votre temple intérieur. Vous êtes à l'intérieur dans le petit bassin situé entre ces deux portes, la porte d'entrée, le détroit supérieur, la porte de sortie, le détroit inférieur : sentez que vous roulez sur le sacrum, du coccyx jusqu'aux vertèbres lombaires et des vertèbres lombaires jusqu'au coccyx. Cessez et appréciez ;

- continuez le mouvement en basculant votre bassin à droite et à gauche, sans entraîner les jambes dans le mouvement. Sentez que vous roulez sur l'arrière de votre bassin toujours avec un soleil à l'intérieur. Cessez et appréciez ;

- enchaînez avec le mouvement de rotation du bassin, plaquez la taille au sol, basculez le bassin à droite, creusez la taille, basculez le bassin à gauche, plaquez la taille au sol. Faites de grands cercles sur le sol. Que le mouvement reste très fluide, continu, ample ;

- puis venez à l'intérieur du petit bassin, vivez le mouvement de l'intérieur dans cet espace de lumière ; faites le mouvement en sens inverse et cessez. Appréciez l'ambiance.

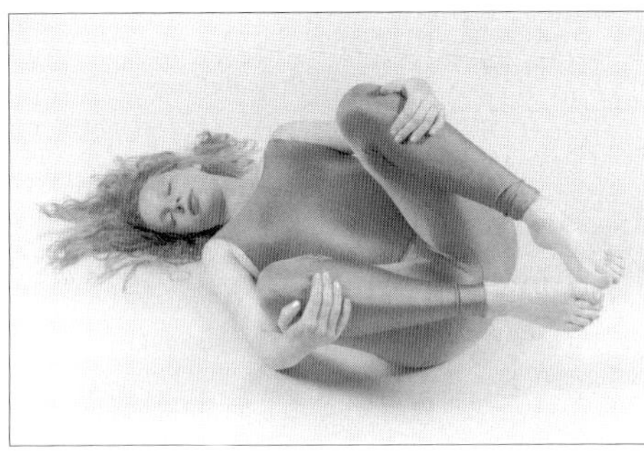

En détente, ramenez les cuisses sur l'abdomen, prenez un genou dans chaque main, massez tout le dos en roulant à droite et à gauche. Puis ramenez un pied, l'autre sur le sol, allongez une jambe puis l'autre puis les bras au-delà de la tête, étirez-vous.

Détendez-vous dans la posture de votre choix, laissez cette sensation lumineuse se répandre dans tout votre corps.

Le temple sacré

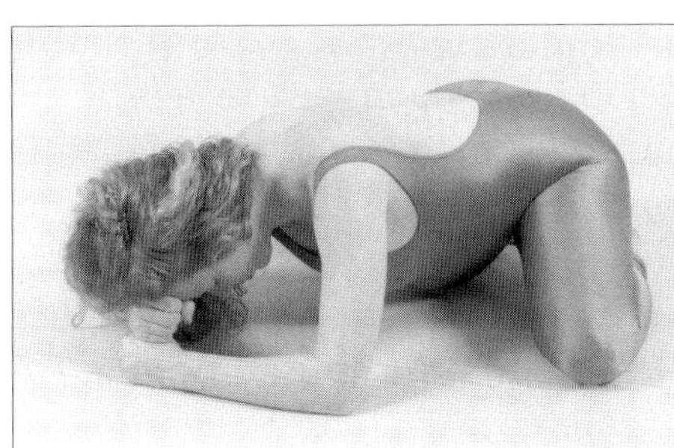

Restez quelques instants en détente, assise sur les talons. Vous pouvez poser le front sur les mains, sur les avant-bras ou sur les poings, ce qui vous convient le mieux, dans une attitude d'abandon.

Revenez à l'intérieur de votre bassin. Visualisez la lumière qui sort de la base, la lumière qui pénètre à l'intérieur de la poche de l'utérus et qui inonde votre bébé.

Le col fermé pendant la grossesse se situe à l'intérieur du petit bassin. Dans cette position, imaginez que le jour de la naissance, cet espace intérieur de l'utérus dans lequel se trouve votre bébé va s'ouvrir pour déboucher sur l'espace à l'intérieur du petit bassin. Ces deux espaces qui sont séparés pour l'instant par le col se mettront en contact, l'intérieur du bassin sera le prolongement de la poche de l'utérus.

Les semaines et les jours qui précèdent la naissance, habitez votre petit bassin, aménagez-le, mettez-y votre présence, votre amour. C'est dans ce temple qu'a lieu la dernière rencontre avec votre bébé, juste avant, bien sûr, la rencontre de la naissance.

L'appel à la vie dans le temple sacré

Revenons sur ce moment important de la naissance, juste avant que le bébé ne sorte : dimension spirituelle de la naissance. La mère, le père sont en communion avec leur enfant, dans ce temple intérieur, une dernière fois.

Tout s'accélère, l'enfant tant attendu arrive enfin ; la fatigue, l'émotion, l'exaltation, le recueillement se mêlent. Les parents peuvent ressentir comme une prière qui monte en eux ou un cri qui vient du cœur, « un appel à la vie » pour leur enfant : force de vie qu'ils lui communiquent dans ce moment sacré. Cet élan d'amour peut s'exprimer de différentes façons en fonction de la personnalité des parents et de leur philosophie de vie. Ce langage du cœur devient parole créatrice dans ce moment privilégié.

Cet enfant de Lumière, qui vient de la dimension cosmique, plonge dans les limites étroites de ce petit corps de chair. Le passage du tunnel, le passage à l'intérieur du bassin de la mère est sa première initiation : **initiation à la Vie**. Il permet à l'enfant de s'incarner avec force, accompagné par la présence aimante et rassurante de sa mère et de son père : **le Sacre de la Naissance**.

E - L'OUVERTURE DU BASSIN

La plupart des gens ont une perception assez rigide de leur bassin. Or, il n'est pas fait d'un seul bloc, mais constitué de quatre os, les deux iliaques, le sacrum et le coccyx. Ces quatre os s'articulent au niveau de la symphyse pubienne en avant et des articulations sacro-iliaques en arrière, sans oublier celle du coccyx avec le sacrum.

La présence d'articulations indique qu'il y a des mouvements possibles à l'intérieur du bassin. Tout le monde le comprend aisément au moment de la naissance, mais peu d'hommes et de femmes le vivent concrètement dans leur corps.

Les os iliaques se rejoignent en avant, formant l'articulation entre les deux moitiés de pubis : la symphyse pubienne. C'est une articulation peu mobile en dehors de la grossesse et de l'accouchement, mais qu'il est néanmoins possible de sentir bouger.

Elle permet de petits mouvements de glissement ainsi que des mouvements d'ouverture et de fermeture, que vous allez explorer dans différentes postures. Elle se distend lors de l'accouchement, permettant l'agrandissement du cercle pelvien : porte d'entrée du bassin.

Les os iliaques s'articulent en arrière avec le sacrum, formant les deux articulations sacro-iliaques qui permettent des mouvements d'ouverture et de fermeture et de nutation et contre-nutation. Ces deux derniers mouvements sont décrits dans les schémas ci-contre.

Pendant la grossesse, du fait de l'imprégnation hormonale, les articulations du bassin deviennent plus laxes et se préparent à s'ouvrir pour laisser passer l'enfant dans les meilleures conditions.

Les postures et exercices de yoga qui suivent favorisent l'assouplissement et la mobilité de ces articulations.

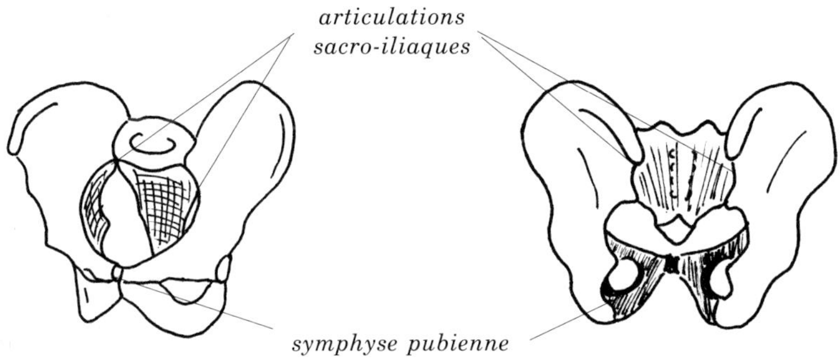

vue avant ***vue arrière***

LA NUTATION

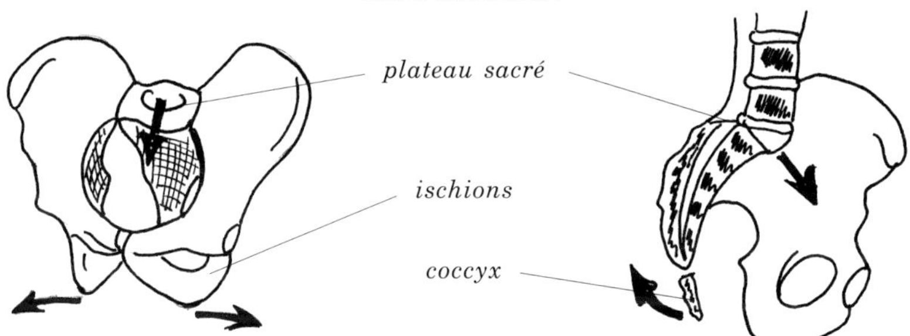

La nutation : le coccyx recule,
le plateau sacré avance et les ischions s'écartent.

LA CONTRE-NUTATION

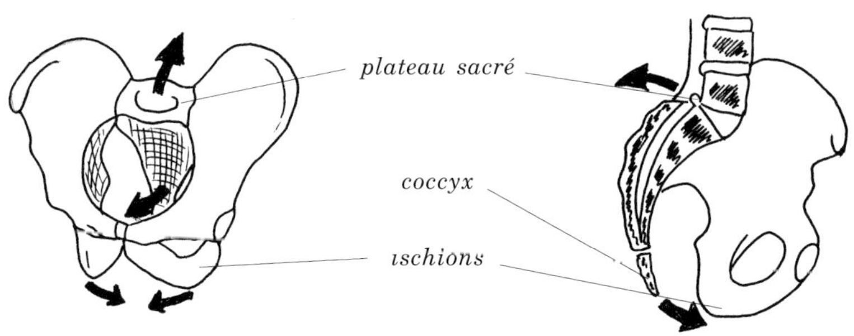

La contre-nutation : le plateau sacré recule,
le coccyx avance et les ischions se rapprochent.

Les articulations du bassin

Les essuie-glaces

Asseyez-vous, les jambes allongées et écartées devant vous. Prenez appui sur les bras. Mettez une poussée dans les talons et ramenez les orteils vers vous. Veillez à garder cette flexion des chevilles pendant tout l'exercice, sinon l'exploration sera faussée :

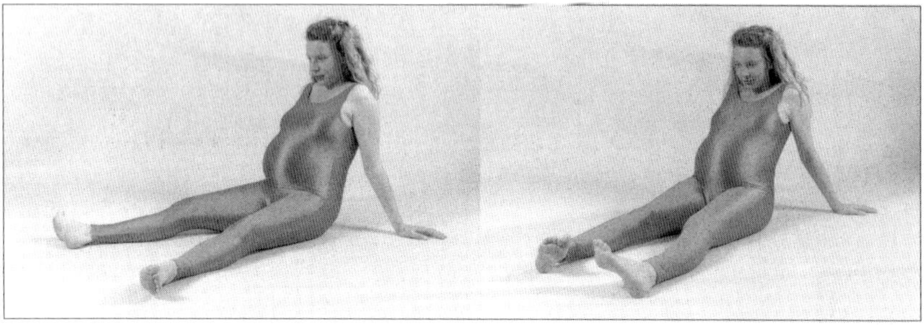

- faites avec vos pieds un mouvement d'essuie-glaces en les tournant vers l'intérieur, les pointes de pied ne devant pas se toucher, puis vers l'extérieur. Cherchez à descendre vos pieds vers le sol.

Lorsque le mouvement est au point, intéressez-vous à ce qui se passe non pas dans vos pieds, mais dans votre bassin.

La symphyse pubienne

- tournez les pieds vers l'intérieur, maintenez, pour bien percevoir la pression qui pousse les deux pubis en contact plus étroit l'un avec l'autre. Vous sentez la fermeture de l'articulation ;

- tournez alors, les pieds vers l'extérieur, maintenez-les, sentez le relâchement de la pression, la symphyse pubienne est ouverte.

Expérimentez de nombreuses fois l'exercice pour repérer les sensations.

Les articulations sacro-iliaques

Portez alors l'attention à l'arrière du bassin et en particulier, sur les articulations sacro-iliaques :

- tournez les pieds en dedans, maintenez, sentez l'ouverture des articulations à l'arrière du bassin. Tournez alors les pieds en dehors, sentez que les articulations sont mises en contact plus étroit, c'est la fermeture ;
- prenez le temps d'assimiler ces sensations d'ouverture et de fermeture avant de les repérer dans les postures proposées.

On parle souvent de postures qui favorisent l'ouverture du bassin : il s'agit en fait de postures d'ouverture de la symphyse pubienne. Or l'exercice « des essuie-glaces » vous permet de percevoir que cette ouverture va de pair avec la fermeture des sacro-iliaques. Il est donc utile de préciser.

Vous trouverez dans les postures qui suivent une application de ces notions.

Les postures d'ouverture du bassin

Des cercles à quatre pattes

Dans la posture à quatre pattes, les deux mains sont écartées de la largeur des épaules, les genoux de la largeur

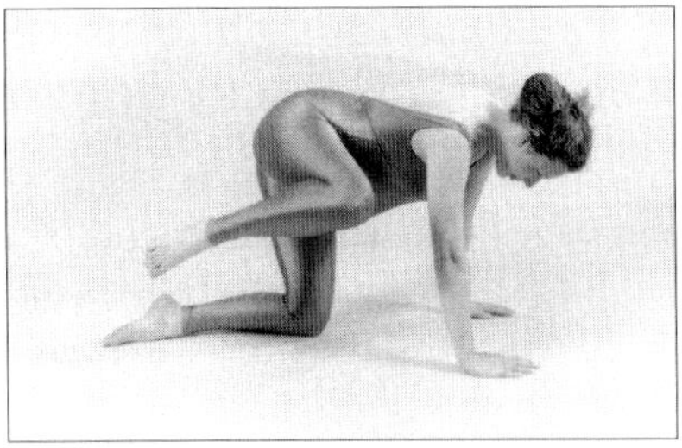

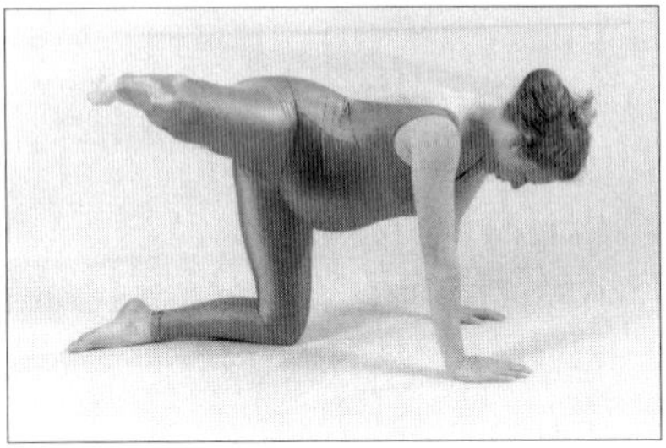

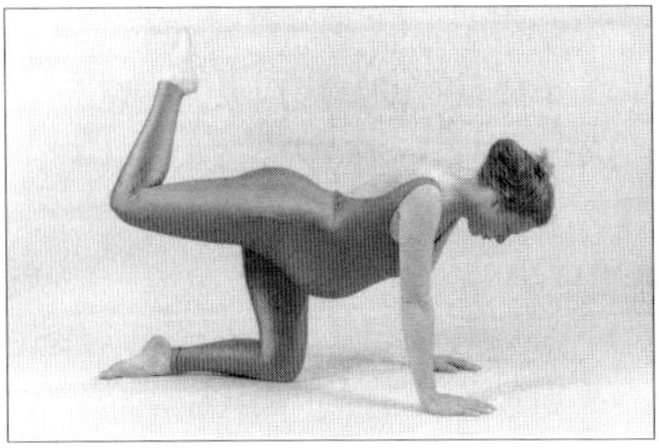

des hanches. Déplacez le poids du corps en avant sur les mains puis en arrière sur les genoux, diminuez petit à petit l'amplitude du mouvement. Immobilisez votre corps dès que vous avez trouvé l'équilibre en appui égal sur les quatre membres :

- soulevez légèrement le genou droit, et pliez-le, le talon venant près du fessier ;

- décrivez un large cercle dans l'espace avec votre genou : portez la cuisse contre l'abdomen, puis montez le genou sur le côté et vers le haut, puis en arrière et vers le bas. Enchaînez plusieurs fois en veillant à ce que le talon ne s'éloigne pas du fessier. Sentez le travail intense de l'articulation sacro-iliaque, en particulier au moment crucial où vous montez le genou sur le côté.

Attention : pour que l'exercice soit efficace, montez bien le genou sur le côté en le gardant proche de l'épaule droite, puis dirigez-le alors vers l'arrière, toujours en le maintenant haut. Veillez également à maintenir la ligne des épaules parallèle au sol : ne pliez pas le coude gauche.

Faites l'expérience du mouvement en sens inverse, puis détendez-vous quelques instants avant d'assouplir le bassin de l'autre côté.

Cet exercice est d'une très grande puissance pour débloquer les articulations sacro-iliaques. Pratiquez-le régulièrement avant la naissance, il facilitera l'ouverture de votre bassin et le passage du bébé.

La feuille pliée

Assise sur les talons, les genoux écartés en fonction du volume de votre ventre, posez le front au sol ou sur les deux poings selon votre confort.

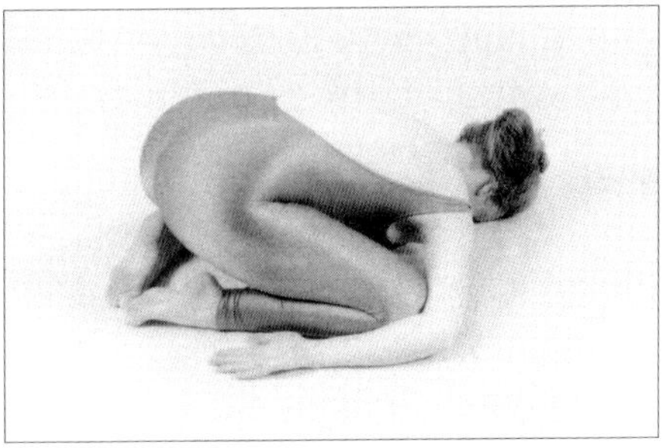

Abandonnez-vous au sol, et laissez la respiration se faire librement dans cette posture :

- sentez l'ouverture de votre dos à chaque inspiration et sa détente à chaque expiration ;

- portez l'attention dans l'arrière du bassin, détendez. Respirez comme si les narines se trouvaient dans cette zone ;

- prenez conscience des articulations sacro-iliaques, sentez leur ouverture du fait de la posture. Utilisez le souffle : à l'inspiration, sentez l'ouverture de l'arrière du bassin, des sacro-iliaques, et leur détente à l'expiration.

Après plusieurs respirations, soyez tout simplement là, observatrice ; appréciez.

Ouvrez la porte

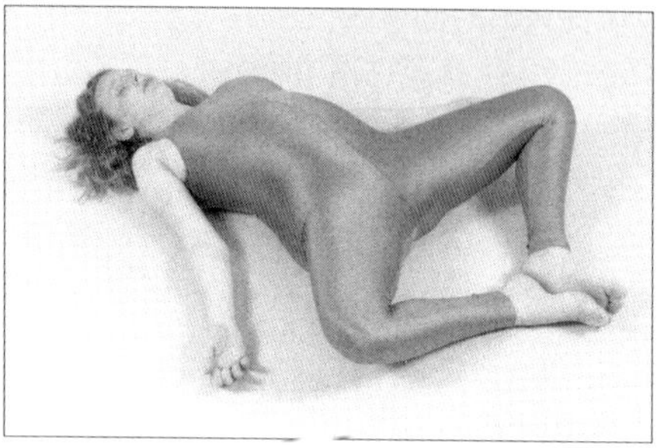

Allongée sur le dos, repliez les jambes :

- laissez les genoux descendre vers le sol, joignez les plantes de pied. Si les genoux sont trop loin du sol, vous pouvez glisser un coussin sous chaque genou. À vous de trouver la hauteur du coussin qui vous convient. Il doit permettre d'améliorer l'ouverture tout en restant dans les limites du confortable ;

- sentez l'ouverture de l'articulation de la symphyse pubienne et du périnée. Les articulations sacro-iliaques, elles, sont resserrées.

Détendez-vous souvent dans cette posture. Elle possède un grand avantage : vous pouvez la pratiquer au lit.

Croiser les jambes

Après la pratique de la posture précédente, il est judicieux d'enchaîner celle-ci :

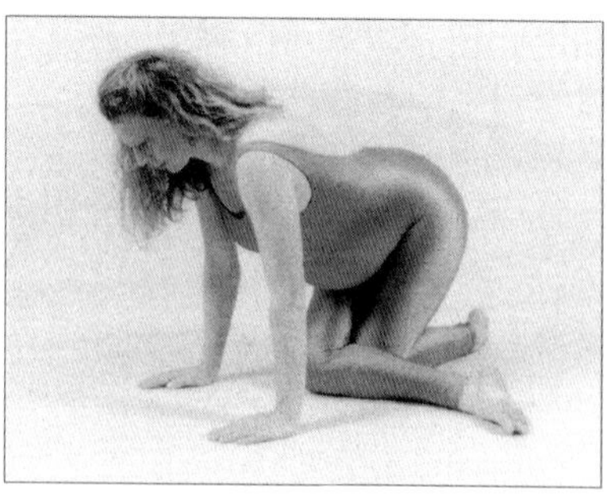

- à quatre pattes, joignez les genoux, passez le genou droit devant le genou gauche, et écartez au maximum les deux pieds l'un de l'autre ;

- assouplissez les articulations des hanches en allant vous asseoir sur un talon en expirant ;

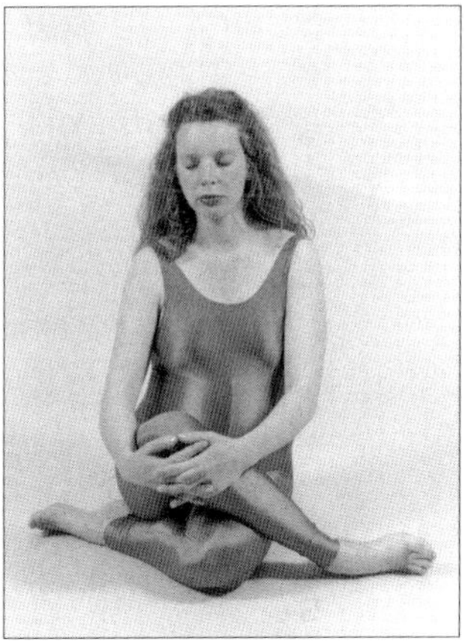

- revenez en inspirant ;
- puis asseyez-vous sur l'autre talon à l'expiration suivante ;
- revenez à l'inspiration ;
- faites-le plusieurs fois.

Si tout se passe bien, posez les deux mains sur le sol de chaque côté des genoux :

- essayez l'assise entre les deux pieds. Ne forcez pas, respectez votre corps. Si le mouvement tire trop sur les hanches, asseyez-vous sur le pied arrière ou sur un coussin placé entre les deux pieds ;
- sentez l'ouverture des articulations sacro-iliaques, et la fermeture de la symphyse pubienne.

Détendez-vous dans la posture de la feuille pliée. Appréciez l'ambiance intérieure. Sentez où les réactions sont les plus fortes.

Exécutez alors l'exercice de l'autre côté, en passant le genou gauche devant le droit. Notez qu'il y a souvent un côté plus facile que l'autre. Après une série de postures qui ouvrent la symphyse pubienne, il est bon de terminer votre séance par cette dernière posture de fermeture.

Détendez-vous dans la posture de votre choix et laissez infuser en vous cette mobilisation des articulations du bassin.

Jannick

Durant les 24 heures qui ont suivi la naissance, je me suis refait le film et aujourd'hui encore, je reste un peu éberluée de la façon dont elle s'est déroulée.

Je suis persuadée que la préparation yoga m'a autant aidée que le fait que ce soit un deuxième accouchement.
Ce qui est objectif, c'est le rôle des exercices d'assouplissement du bassin. Je pense qu'ils sont très efficaces. J'avais commencé à les faire chez moi, dans les deux semaines qui ont précédé la naissance, de façon très assidue. Ensuite toutes les explications données sur le passage du bébé, ce tunnel semé d'embûches qu'il doit franchir. Ce travail sur l'anatomie, et le fait qu'il soit répété souvent m'a beaucoup aidée à me préparer à la naissance de mon bébé autant qu'à mon accouchement.

Suggestions pour le quotidien

Ouvrez-vous

Dans le lit, vous pouvez vous installer en pliant les jambes en « as de pique », les plantes de pied jointes ou rapprochées. Laissez les genoux descendre sur le matelas. Si vous sentez que cela tire trop, placez un coussin sous chaque genou. Vous pourrez diminuer l'épaisseur du coussin au fur et à mesure que l'ouverture des jambes progresse. Faites cette pratique régulièrement dans le dernier mois de grossesse.

Chapitre 2.

LE FONDEMENT
LA PORTE DU COL

Dans notre ouvrage précédent, *L'Attente sacrée, 9 mois pour donner la vie*, vous trouvez des exercices permettant de découvrir la musculature du périnée et la perception du col de l'utérus. C'est une première approche nécessaire. Dans cet ouvrage-ci, il vous est proposé d'approfondir la connaissance et le ressenti de ces muscles et du col grâce à de nouveaux exercices.

Le col de l'utérus constitue également une porte à l'intérieur du petit bassin. De nouveaux exercices précisent la perception du col, au plan physique mais surtout énergétique. Vous pourrez ainsi vous entraîner à le contrôler, à le fermer pendant la grossesse pour pouvoir l'ouvrir à la naissance sur ces deux plans.

A - LE FONDEMENT

Le fondement du périnée

La musculature du périnée, avec ses deux couches de muscles fermant le détroit inférieur du bassin, constitue un véritable plancher, un fondement à l'édifice du corps. Il est souhaitable qu'il soit solide et souple pour remplir correctement sa fonction.

La grossesse et l'accouchement entraînent de nombreuses modifications du périnée :

· un poids supplémentaire sur ce plancher du fait de la présence du bébé et du liquide amniotique ;

· un étirement des fibres musculaires au moment du passage de l'enfant (avec éventuellement une épisiotomie) ;

· un relâchement plus ou moins important après la naissance et un réajustement avec la remise en place des organes ;

· un retour à l'équilibre après l'accouchement.

Ces modifications se font grâce aux nombreuses qualités de ce tissu :

· la tonicité et la solidité pour supporter le poids des organes, particulièrement de l'utérus, de plus en plus lourd ;

· la souplesse pour laisser passer le bébé ;

· l'élasticité pour retrouver son rôle de plancher ;

· la tonicité, la solidité et la souplesse pour assumer à nouveau sa fonction de maintien.

En plus de ces modifications physiques, il reste à prendre conscience de la manière dont ce périnée est investi, habité : chacune a sa façon personnelle de vivre telle partie de son corps, en fonction de son histoire, de sa personnalité… Lié à la sexualité, aux fonctions d'élimination et à l'accouchement, le périnée est loin d'être neutre.

Au niveau énergétique, c'est là, entre le sexe et l'anus que se situe le « centre racine ». Comme son nom l'indique, ce chakra nous relie à l'espèce humaine, à notre lignée et à tout ce qui est pour nous source d'enracinement. C'est notre fondement, qui nous donne confiance dans la vie.

AGNÈS

Le yoga assied la confiance en soi en offrant à chaque individu l'occasion d'écouter son corps, de reconnaître ses capacités.

La pratique millénaire du yoga permet de faire l'expérience que toute modification du niveau physique se répercute sur les autres plans, énergétique, émotionnel et mental.

En exécutant de simples exercices de contraction-détente des muscles du périnée, vous pourrez peut-être constater :

· que vous avez l'habitude de verrouiller en permanence ce lieu, d'où des problèmes d'évacuation, de constipation, d'hémorroïdes… ou de difficulté à détendre le périnée au moment des relations sexuelles et de la naissance, ou de non-ouverture du col pendant l'accouchement…

· ou bien au contraire que vous avez déserté cette zone en laissant tout ouvert, relâché… avec des problèmes d'incontinence, des pertes d'énergie et des fatigues permanentes, un manque de confiance en vous…

Cette région est liée aussi au sentiment de peur : on sait que sous l'effet d'une grande peur, le fondement lâche et les urines avec ! C'est une des raisons pour lesquelles la peur est abordée dans cet ouvrage.

Aucune de ces situations n'est irrémédiable et en pratiquant les exercices consciemment, laissez venir les images, et sentez que progressivement votre façon d'investir ce lieu stratégique se modifie et évolue.

Michelle

Au cours de yoga, à quatre semaines de la naissance de mon deuxième enfant, je pratiquais des exercices sur le col de l'utérus. J'ai senti soudain une vive émotion monter et je n'ai pu retenir mes larmes. J'ai laissé faire et j'ai revu les images de mon accouchement précédent avec l'angoisse de ce col qui ne s'ouvrait pas.

J'ai pratiqué alors les respirations sur le col tous les jours jusqu'à ce que l'émotion disparaisse peu à peu et que je sois guérie de cette angoisse de me retrouver dans la même situation pour le deuxième accouchement. J'ai pu enfin sentir que je pouvais avoir une action de détente sur le col grâce aux exercices. Cela m'a permis de reprendre confiance et j'ai pu accompagner l'ouverture de mon col régulièrement pendant l'accouchement. Il s'est ouvert rapidement et Victor est né sans problème. Cette expérience m'a réconciliée avec moi-même.

Dominique

Ressentir pleinement l'envie de pousser... Évidemment, la vague nous submerge... Évidemment, on perd pied... Mais – détente du périnée – c'est efficace, tellement efficace qu'il n'y aura pas cette fois-ci d'épisiotomie. Je suis en pleine forme tout de suite, prête à accueillir mon bébé, et tellement fière de moi, de lui, de nous !

JANNICK

... Je pousse et je me mets à crier, d'abord tout doucement, puis de plus en plus fort jusqu'à la fin de la poussée : j'ai besoin d'expirer pour accompagner cette poussée. Les cris sont autant motivés par la douleur que par l'évacuation de l'énergie... À la fin de cette poussée, j'ai l'impression que la tête est à moitié sortie, je sens le périnée sous tension. Je reprends mon souffle et mes esprits, je pense à mon périnée et je le décontracte autant que je peux. Deuxième poussée, la tête sort. Troisième poussée pour les épaules : je sens parfaitement les épaules qui butent sur la sortie (c'est un costaud), je pousse toujours en criant ; et là je sens le corps de mon bébé qui glisse de l'intérieur vers l'extérieur ; ça y est, il est là. C'est un petit « couillu », il s'appelle Tom. 3,7 kg et 51cm !

Prise de conscience du périnée

Contractions rapides du périnée

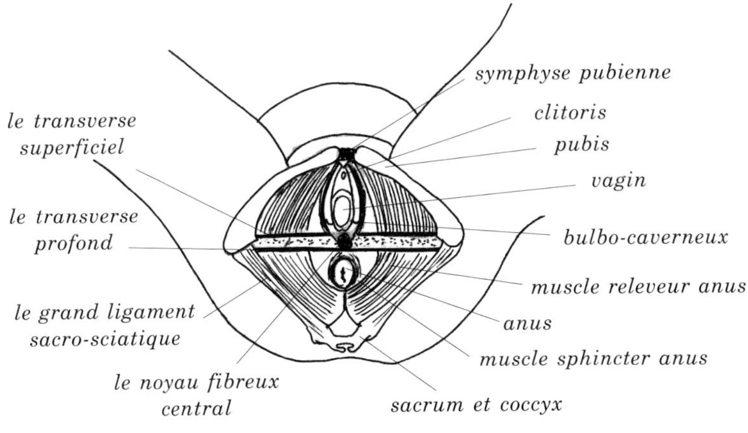

Installez-vous sur le dos, les jambes repliées, les pieds sur le sol bien écartés.

1. Prenez conscience des muscles du périnée, du pubis jusqu'au coccyx. Détendez les autres muscles, en particulier les fessiers, les cuisses et les abdominaux :

- contractez le périnée progressivement ;
- maintenez la contraction ;
- relâchez ;
- faites-le à votre rythme plusieurs fois puis cessez.

2. Prenez conscience de la partie antérieure de votre périnée au niveau de la vulve :

- faites de petites contractions successives, une dizaine, contractez, relâchez, contractez, relâchez... ;
- et détente.

3. Enchaînez de nouveau ces petites contractions rapides. Essayez de bien sentir les deux niveaux de contraction, qui correspondent aux deux couches de muscles du périnée :

- sentez la contraction de l'orifice vaginal, c'est la musculature superficielle ;
- sentez la contraction autour du vagin plus vers l'intérieur du bassin, c'est la musculature profonde.

Cessez et allez vous détendre dans la posture de votre choix. Abandonnez votre corps, observez les sensations, la respiration, les réactions de votre bébé.

4. Lorsque le calme est rétabli, pratiquez les respirations de la vague :

- à l'expiration, balayez votre corps de la tête jusqu'aux pieds ;
- à l'inspiration, balayez-le des pieds jusqu'à la tête.

Quand vous le désirez, vous cessez la vague et retrouvez la respiration abdominale.

Le périnée dans l'assise en diamant

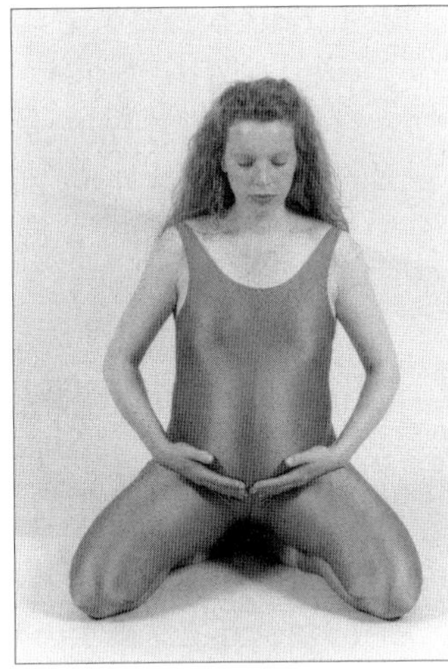

Asseyez-vous sur les talons ; vous pouvez écarter les genoux pour plus de confort. Veillez à détendre les cuisses, les abdominaux et les fessiers. Sentez et visualisez la musculature du périnée, du pubis jusqu'au coccyx et au sacrum. Laissez la respiration se faire librement :

- contractez le périnée et essayez de percevoir le mouvement du coccyx qui est tracté vers le pubis ;

- détendez et appréciez.

Pour faciliter cette perception, mettez un doigt sur la raie des fesses juste au-dessus de l'anus :

- contractez le périnée et sentez une petite dépression sous votre doigt, preuve de la traction du coccyx ;

- relâchez en prenant le temps d'obtenir une détente complète de toutes les fibres musculaires ;

- faites la contraction-détente plusieurs fois.

Le point fixe de la contraction est l'os du pubis alors que le point mobile est le coccyx qui s'articule sur le sacrum.

Le bouclier du bassin

Assise en tailleur, basculez votre bassin à droite et à gauche pour sentir le contact des ischions avec le sol. Fermez les yeux et visualisez l'avant de votre bassin, à partir des pointes des ischions :

- sentez le contact des deux ischions sur le sol ;

- prolongez la perception mentale des ischions jusqu'à la branche pubienne. L'avant du bassin apparaît comme un bouclier qui protège les organes ;

- maintenez cette image mentale un moment pour l'intégrer dans votre corps.

Détendez-vous en tailleur.

La croix du périnée

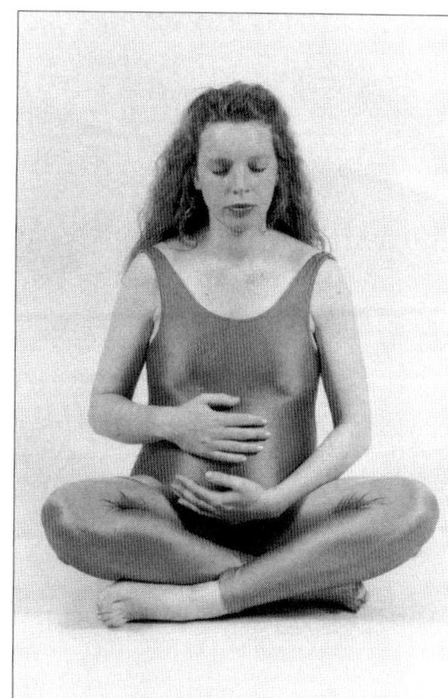

Maintenez la posture assise en tailleur :

- basculez sur l'ischion gauche, saisissez l'ischion droit, tirez-le vers l'extérieur pour l'écarter et reposez-le sur le sol ;

- basculez sur l'ischion droit, saisissez l'ischion gauche, tirez-le vers l'extérieur, posez-le sur le sol ;

- sentez les deux ischions écartés. Fermez les yeux, prenez conscience des muscles du périnée dans les deux directions.

Sentez, visualisez la musculature qui part de la base du pubis, qui passe autour du sexe, s'entrecroise entre le sexe et l'anus, passe autour de l'anus et s'attache sur le coccyx et le sacrum.

Contraction dans la longueur

Dans la même posture du tailleur :

- contracter les muscles du périnée ;

- maintenez ;

- relâchez ;

- sentez le raccourcissement des fibres musculaires dans le sens de la longueur, lors de la contraction : le point fixe étant le pubis, vous sentez que cela tire le coccyx vers l'avant ;

- prenez le temps de la détente avant la contraction suivante ;

- faites l'expérience plusieurs fois puis cessez.

Contraction dans la largeur

Dans la même posture du tailleur :

- visualisez, sentez les fibres musculaires qui vont d'un ischion à l'autre et qui passent là où les fibres s'entrecroisent, c'est-à-dire entre la base de la vulve et le sphincter anal. C'est le muscle transverse :

- contractez le muscle transverse ;

- maintenez ;

- puis détendez ;

- essayer de rapprocher les deux ischions l'un de l'autre et sentez leur traction l'un vers l'autre lors de la contraction ;

- puis relâchez.

Gardez bien les cuisses, les fessiers, les abdominaux détendus lorsque vous mobilisez le périnée.

Vous êtes assise sur les ischions, il est normal qu'en réalité, dans cette position, les ischions ne se rapprochent pas lors de la contraction.

Détendez-vous dans la posture du tailleur et au besoin défaites vos jambes et secouez-les en prenant appui sur les avant-bras.

La croix du périnée

Assise dans la posture du tailleur :

- contractez maintenant les faisceaux musculaires du périnée dans les deux directions à la fois et notez la forme de croix de l'ensemble de cette musculature pelvienne superficielle. Situez-vous au centre, au niveau du noyau fibreux central entre la base de la vulve et le sphincter anal ;

- contractez le périnée, sentez les deux ischions qui veulent se rapprocher et le coccyx qui est tiré vers le pubis ;

- relâchez et laissez bien la musculature se détendre ;

- reprenez, faites la contraction plusieurs fois.

Puis cessez et détendez-vous en relâchant les jambes.

Le signe de l'infini du périnée

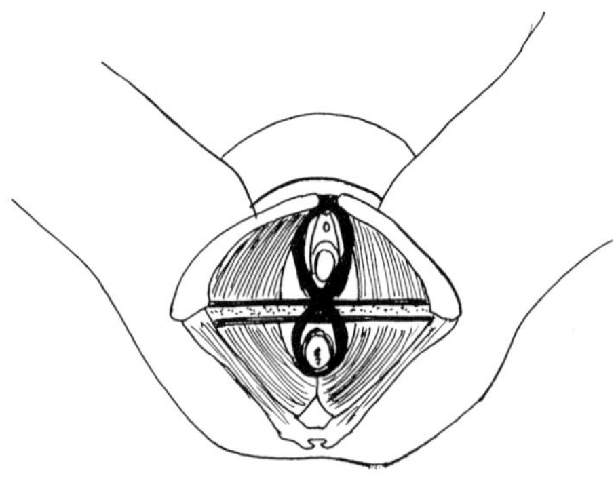

Assise dans la posture en tailleur, visualisez la musculature du périnée d'une façon différente :

- visualisez les muscles qui passent autour de la vulve et forment la première boucle d'un 8. Puis, ils s'entrecroisent entre le sexe et l'anus ;

- visualisez qu'ils forment le sphincter anal, c'est-à-dire la deuxième boucle du 8 ;

- contractez progressivement la musculature du périnée ;

- sentez les deux boucles du huit qui se resserrent lorsque vous contractez ;

- relâchez et appréciez ;

- vivez-le plusieurs fois et cessez.

Défaites vos jambes, venez en appui sur les avant-bras derrière vous, levez les jambes et secouez-les. Détendez-vous dans la posture de votre choix et restez présente au ressenti de votre périnée.

Respiration vaginale

Assise, les jambes repliées devant vous, les pieds écartés, prenez appui sur les bras derrière vous ou adossez-vous contre un mur pour plus de confort. Venez dans l'espace intérieur du petit bassin. Le périnée bien détendu, pratiquez la respiration vaginale :

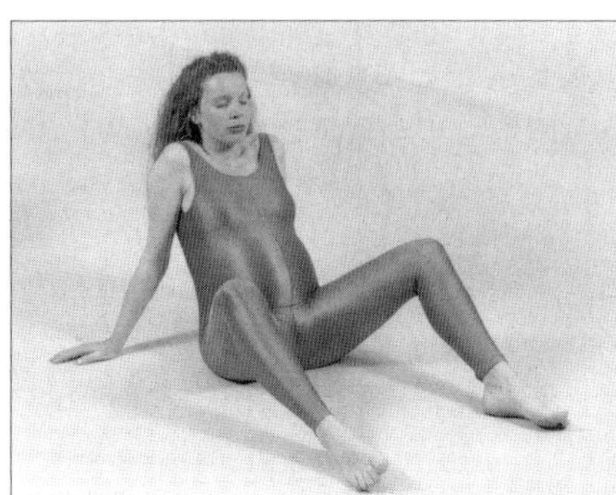

Le balayage

- à l'inspiration, partant de la vulve, balayez l'intérieur du vagin jusqu'au col, au fond ;
- à l'expiration, balayez du col jusqu'à l'orifice vaginal ;
- faites-le plusieurs fois.

Utilisez l'expiration pour détendre, laissez votre sexe s'ouvrir, un peu comme une fleur qui s'ouvre. Ne contractez pas les muscles du périnée, faites simplement ce balayage à l'intérieur du vagin, au rythme de votre respiration.

Visualisation de la lumière

- à l'inspiration, visualisez de la lumière qui pénètre le vagin jusqu'au fond, jusqu'au col ;
- à l'expiration, visualisez la lumière qui descend à l'intérieur du vagin et qui sort en faisceau lumineux.
- faites-le plusieurs fois, puis cessez.

La lumière de la naissance

Restez mentalement à l'intérieur du vagin avec la lumière. Visualisez au fond du vagin le col de l'utérus. Il est fermé. Le jour de la naissance, ce col va s'ouvrir et la lumière va jaillir de l'utérus dans le vagin et au-delà. Visualisez ce trajet, visualisez ce col, qui pourra s'ouvrir à chaque contraction.

Détendez-vous, sur le dos ou sur le côté, en gardant cette présence de lumière en vous.

Bérénice

Au moment de la naissance de mon fils, j'ai vu jaillir de mon sexe une grande lumière, comme si mon bébé était porté par ce faisceau de lumière. Je garde gravée en moi cette image. J'ai compris après la naissance, pourquoi on utilisait souvent des visualisations de lumière dans les exercices de yoga ! Quelle expérience ! J'en suis encore bouleversée !

Christine

Au moment de l'expulsion, les cours me reviennent en mémoire : Martine nous disait de prolonger la lumière au-delà de la vulve. Alors je dis au bébé : « On y va, je t'accompagne dans cette venue sur la terre ; ne t'inquiète pas, on est avec toi, tu n'es pas seul... »
À ce moment-là, une lumière extraordinaire me traverse, une vague de vie, d'une puissance incommensurable l'accompagne ; c'est la dernière poussée, elle est fantastique. Le passage de cette vague dans le tunnel vient m'apprendre ce qu'est la Vie : ce petit être vient de mourir au monde de la Lumière pour vivre sur cette terre avec nous.

Suggestions pour le quotidien

Assise dans son fondement

Chaque fois que vous prenez un siège, asseyez-vous « dans votre bassin ». Vous allez découvrir combien cette assise est différente, plus solide, plus stable. Puis sentez votre périnée, ajustez son juste maintien. Dans l'assise, prenez appui sur votre fondement. Vous constaterez combien cette façon de vivre votre assise change votre état émotionnel et vos pensées. Ce n'est pas si subtil : faites-en l'expérience !

B – LA PORTE DU COL

Vous avez déjà eu une première approche du col de l'utérus dans notre premier ouvrage qui vous a permis d'en repérer la sensation dans la vie de tous les jours.

Vous allez maintenant utiliser cette perception tactile avec les exercices de visualisation, pour plus d'efficacité.

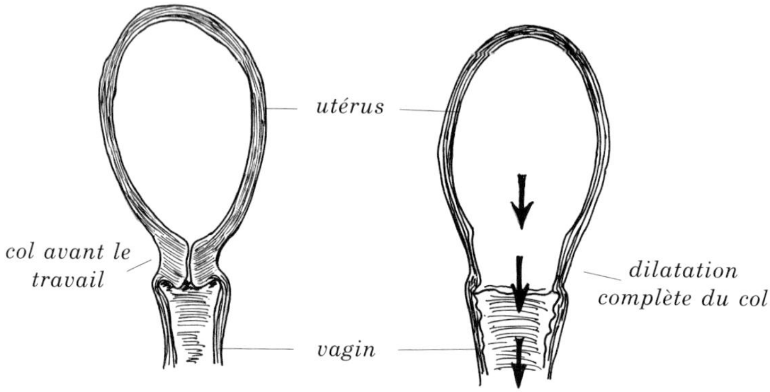

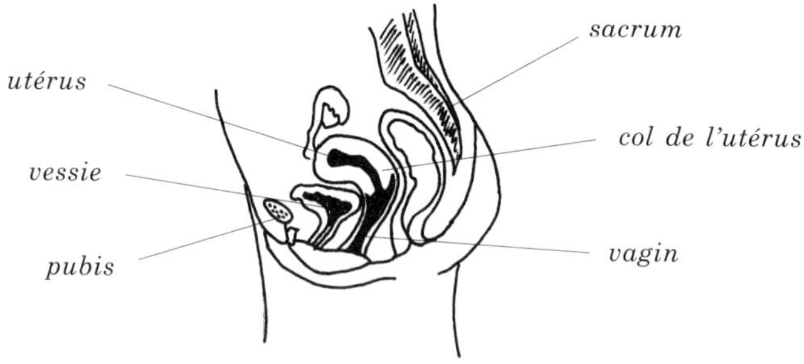

Les organes du bassin

Le col de l'utérus dans le petit bassin

Reprenez les exercices concernant la porte d'entrée du bassin, le détroit supérieur. En effet le col de l'utérus se trouve juste en dessous de cet orifice supérieur du bassin, derrière le pubis à l'intérieur du petit bassin.

Prenez l'habitude de le situer lorsque vous êtes assise, debout ou allongée ; cela vous permettra d'être plus précise dans la recherche des sensations à ce niveau et aussi dans les exercices de visualisation.

Le col de l'utérus dans le grand bassin

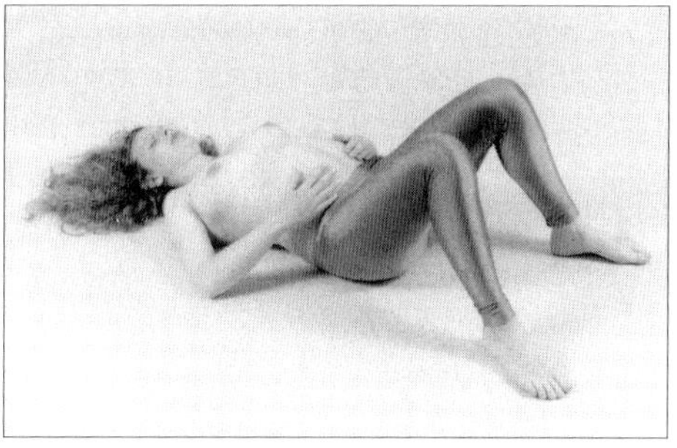

Allongée sur le dos les jambes repliées, les pieds sur le sol, posez les mains sur votre ventre et sentez la respiration abdominale. Le ventre se détend progressivement, les abdominaux aussi et tous les organes à l'intérieur, ainsi que votre bébé : appréciez.

La respiration abdominale intérieure

Vivez la respiration abdominale de l'intérieur :

- sentez tout le volume abdominal (en avant, sur les côtés, en arrière) qui se dilate à l'inspiration ;

- et qui reprend sa forme à l'expiration.

La respiration de détente de l'utérus

Restez dans la même position :

- inspirez dans le volume abdominal ;

- suspension poumons pleins, venez au sommet de l'utérus ;

- expirez en visualisant une onde de détente qui s'écoule sur la paroi de l'utérus, du sommet jusqu'au col, et qui pénètre dans le vagin.

Appréciez la détente du col.

ÉLIANE

Le travail a commencé avec une contraction toutes les cinq minutes, durant deux heures. Je les vivais comme si chacune d'elles était toujours la première. Le col de l'utérus ne se dilatait pas. Pour les sages-femmes, c'était un col de fin de grossesse donc peut-être un faux travail. Mais au fond de moi, je sentais que c'était le moment ; alors j'ai fait la respiration de la vague sur le col de l'utérus pour l'ouvrir à chaque expiration. Je poussais le bébé vers le bas. J'ai beaucoup marché et fait la respiration de la vague debout. En deux heures, la dilatation est passée à 5 cm. J'ai pratiquement fait tout mon travail debout, sans péridurale.

L'onde bleue de détente de l'utérus

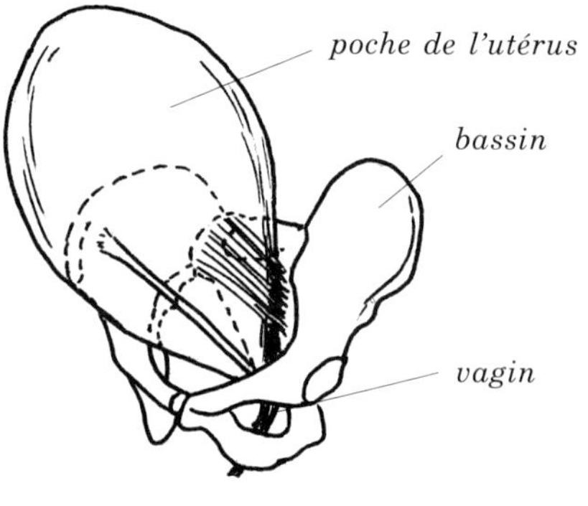

Vous pouvez visualiser cette onde de détente avec le support de la couleur bleue, si cela vous aide :

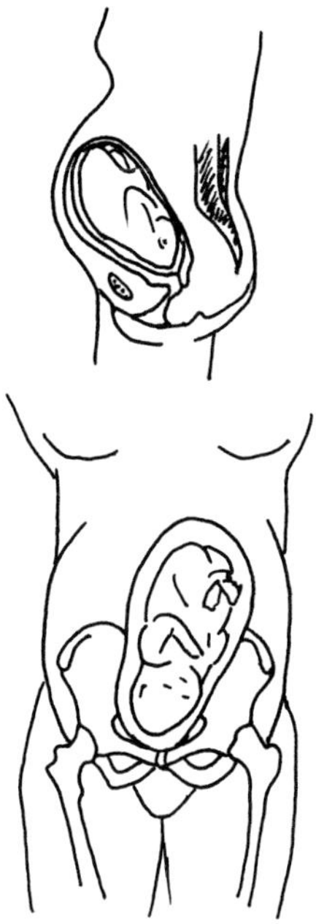

- à chaque expiration, votre utérus se colore en bleu ;

- à l'inspiration, venez dans le sommet de l'abdomen ;

- pratiquez ces respirations de l'utérus plusieurs fois.

Puis détendez-vous.

Cette respiration permet une approche du col de l'utérus par le haut. C'est très différent et cela complète l'approche par le bas, par le vagin.

Pendant l'accouchement, vous pourrez pratiquer cette respiration entre deux contractions, de temps en temps, pour aider à la détente du col. Vous ferez ces respirations pendant les temps de détente, en alternance avec les respirations abdominale et vaginale.

Dominique

Primo, penser au bébé, au bébé, au bébé. Se dire et se répéter que tout ce que l'on ressent n'est que le moyen pour lui d'arriver, l'aider et l'entourer à ce moment qui est – encore plus qu'un événement de notre vie – un événement majeur de SA vie.
Secundo, le papa très présent.
Tertio, les mots et plus encore les images : l'utérus peint en bleu, l'utérus peint en rose, le soleil qui tourne comme source ultime d'énergie au moment précis où la douleur semble vouloir – veut – tout balayer !
Voilà ce qui m'a permis de vivre ce si beau moment que fut la mise au monde de notre enfant.

Le col de l'utérus et le périnée

Allongée sur le dos, les jambes repliées, les pieds sur le sol :

- reprenez la progression classique de la perception des muscles du périnée grâce aux contractions-détentes des deux couches de muscles ;

- concentrez-vous plutôt au niveau du triangle avant avec des contractions de la vulve (plan superficiel) et autour du vagin (plan profond) ;

- puis pratiquez quelques respirations vaginales pour sensibiliser la perception du vagin ;

- visualisez alors le col et laissez revenir la mémoire de la perception tactile du col qui vous est la plus facile : bouton de velours, sensibilité électrique ou piqûres d'aiguille... :

- inspirez au fond du vagin ;

- expirez sur le col pour le sensibiliser.

La respiration du col de l'utérus

- À l'expiration, ravivez la perception tactile du col ;
- à l'inspiration, imprégnez-vous-en ;
- faites-le sur plusieurs respirations.

Avec une pratique régulière, le col de l'utérus deviendra de plus en plus sensible et présent dans le fond du vagin. Il est tout à fait possible d'en avoir une perception très palpable. Ne vous découragez pas si au début vous ne sentez rien !

Le col de l'utérus physique

À partir de la pratique précédente de la respiration du col de l'utérus, vous allez en développer la perception physique. Au niveau du col se trouve également une porte que vous pourrez ainsi apprendre à ouvrir ou à fermer selon les besoins.

Ouverture du col

- À l'expiration, sentez le col qui se ramollit, se détend et s'ouvre ;
- à l'inspiration, appréciez cette ouverture ;
- à l'expiration suivante, visualisez l'ouverture qui progresse millimètre par millimètre ;
- à l'inspiration suivante, sentez l'ouverture ;
- continuez cette pratique à votre rythme.

Puis quand vous le désirez, détendez-vous sur le côté en restant en contact avec les manifestations tactiles de ce col.

Dès que vous avez pratiqué l'ouverture du col, n'oubliez pas de pratiquer la fermeture, sauf si vous êtes dans les trois dernières semaines avant la naissance.

Fermeture du col

Pour la fermeture du col, reprenez les exercices de contractions-détentes du périnée antérieur indépendamment de la respiration :

- contractez lentement la musculature superficielle, la vulve se resserre ;
- contractez la musculature profonde autour du vagin ;

- visualisez et ressentez le col (sensation tactile de votre choix) ;

- portez la force de la contraction sur le col ;

- maintenez fermement ;

- détendez les muscles du périnée en maintenant la contraction mentale sur le col ;

- reprenez ce cycle plusieurs fois à votre rythme.

Puis détendez-vous.

Le col de l'utérus énergétique

Gardez la même position, allongée sur le dos, les jambes repliées, les pieds sur le sol :

- pratiquez la respiration vaginale pour sensibiliser le vagin ;

- pratiquez la respiration du col ;

- réactivez la sensation visuelle et tactile du col de l'utérus ;

- visualisez une boule de feu ou un soleil sur le col.

Ces supports vous aideront à passer de la perception physique à la perception énergétique : en effet, au niveau du col se trouve un petit centre énergétique qui régit l'ouverture et la fermeture du col. C'est en quelque sorte l'énergie d'un système automatique d'ouverture. Pour ouvrir la porte, il faut utiliser son automatisme, c'est-à-dire agir au niveau énergétique. Le ressenti de ce complexe énergétique favorise la maîtrise du col au moment de l'accouchement et pendant la grossesse, si nécessaire.

L'ouverture énergétique du col

- À l'expiration, visualisez la boule de feu ou le petit soleil qui tournoie rapidement dans le sens des aiguilles d'une montre ;

- à l'inspiration, le mouvement continue de lui-même en grandissant ;

- à l'expiration suivante, activez encore le tournoiement du col ;

- à l'inspiration suivante, visualisez l'ouverture du col grâce à l'activation de cette énergie ;

- continuez pendant plusieurs respirations.

Puis détendez-vous.

Anne

... Le petit soleil sur mon col rayonnait et devenait de plus en plus grand : je sentais la tête de mon bébé progresser, prendre le tunnel formé par mon périnée, c'était extraordinaire ! J'ai eu soudain envie de pousser : à la première poussée, j'ai senti la tête passer ; à la suivante, c'est une épaule, puis l'autre et enfin tout le bébé est sorti. C'était unique ! C'est une fille, elle s'appelle Lorette.

Jannick

Les contractions ont commencé pendant la nuit, je suis restée au lit. Pendant cette heure passée couchée, j'ai fait les exercices d'ouverture du col. Cette image du soleil qui tourne avait bien marché pendant les cours de yoga, alors je me suis dit : « Pourquoi pas ? ». J'ai aussi revisualisé tout le passage du bébé et les portes que j'ai ouvertes. ... J'ai la conviction que ces exercices ont été efficaces.

La fermeture énergétique du col

- Inspirez sur le col ;
- expirez en le resserrant et en tournant en sens inverse des aiguilles d'une montre ;
- inspirez avec le ressenti du col qui se durcit en se refermant ;
- expirez en fermant encore plus le col ;
- continuez sur plusieurs respirations.

Après l'approche physique du col et dès que vous le ressentez, passez à cette pratique énergétique qui est très efficace. Les deux pratiques sont néanmoins intéressantes et complémentaires. Elles servent surtout en cas de blocage pendant l'accouchement. Si le col ne se dilate plus, vous ne pouvez pas savoir à quel niveau se situe le blocage ; alors en essayant au niveau physique d'abord, au niveau énergétique ensuite, vous avez plus de chance de réussir.

L'expérience a prouvé que déjà la pratique physique donne de bons résultats, j'ai eu l'occasion de la tester à la maternité.

J'y entends un jour parler d'une femme qui y était hospitalisée avec des contractions et le col ouvert à sept mois de grossesse.

Un premier médecin l'examine, constate l'ouverture du col et la note. Le hasard a fait que, sans savoir que cette femme avait déjà été vue, un second médecin ouvre un dossier et marque, lui aussi, le degré d'ouverture du col.

Je rencontre une seule fois cette femme, que je ne connais pas et qui n'a jamais fait de yoga. En trente minutes, je lui fais découvrir les contractions-détentes du périnée et la visualisation du col pour le fermer. Je lui demande de faire l'exercice tous les jours, et même plusieurs fois par jour. Je la revois une semaine plus tard. C'est le premier médecin qui refait l'examen : il constate que le col est fermé et en déduit qu'il a dû se tromper la semaine précédente, à son entrée. Heureusement qu'il y avait le deuxième dossier qui confirmait le diagnostic à l'arrivée. Les médecins ont dû constater les faits et avouer ne pas comprendre ce qui s'était passé. Le col s'était donc refermé au bout d'une semaine grâce aux exercices.

Cet exemple est intéressant, car si cette femme a réussi à faire la pratique alors qu'elle n'avait jamais fait de yoga, vous avez toutes vos chances avec une pratique de plusieurs mois au cours de la grossesse.

Dommage que l'efficacité de ces exercices ne soit pas encore officiellement reconnue dans le milieu médical !

SUGGESTIONS POUR LE QUOTIDIEN

Sentez votre col de l'utérus

Ne perdez jamais une occasion de sentir votre col : pendant les examens gynécologiques, pendant les relations sexuelles... et peut-être grâce à votre bébé qui par moment presse le pied dessus et déclenche comme une petite décharge électrique ! Certes ce n'est pas toujours agréable car c'est hypersensible. Mais, plus vous sentirez votre col, plus vous pourrez agir sur son ouverture pendant l'accouchement.

Chapitre 3.

FORCE ET ÉQUILIBRE

La femme enceinte n'est pas du tout fragile et vulnérable, comme on se plaît à la décrire dans notre culture : elle est *« **puissante** » au-delà de tout.*

La pratique proposée dans ce chapitre vous permet de retrouver au plus profond de vous « la force de votre ventre », physique, vital et énergétique. Dès que ce contact est rétabli, vous, en tant que petit corps ou microcosme, serez à nouveau reliée à l'énergie de l'univers, grand corps ou macrocosme. Osez alors rayonner autour de vous **cette puissance de la maternité** et ne vous laissez plus affaiblir par un suivi souvent trop médicalisé. Relisez régulièrement le poème de Nelson Mandela situé du début de l'ouvrage car il s'applique particulièrement bien à la force lumineuse de la grossesse.

La puissance de la maternité amène un équilibre sur tous les plans. Vous pourrez en faire l'expérience concrète dans la pratique des postures d'équilibre proposées ici.

Le jour de la naissance prendra alors une autre dimension si vous l'abordez dans cette puissance et cet équilibre.

A - LA FORCE DU VENTRE

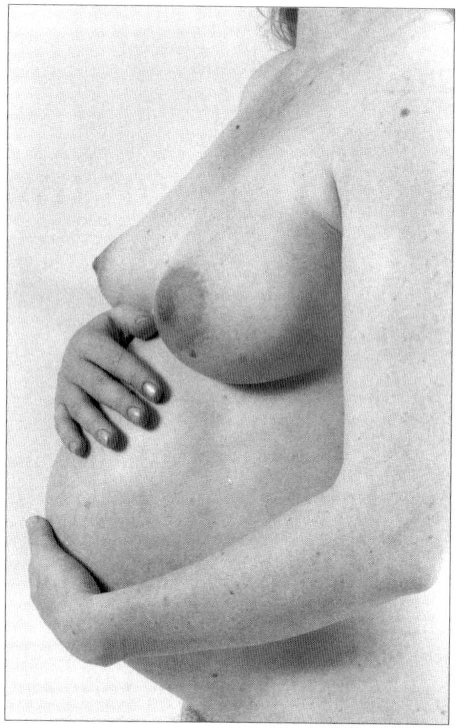

Le centre de gravité du corps

Le centre de gravité du corps se trouve juste au-dessous du nombril. Le dictionnaire le définit comme : « Le point d'application de la résultante des forces de la pesanteur appliquées à un corps ».

Il est le centre d'équilibre physique du corps. S'il est habité, il peut apporter un équilibre de toute la personnalité et une grande **stabilité** dans la vie. Il donne de « l'assise » au plein sens du terme. On parle de quelqu'un de bien « assis » dans la vie.

Pendant la grossesse, le centre de gravité se déplace légèrement vers l'avant au fur et à mesure que le bébé grossit. Il apporte plus de poids sur ce centre et y attire la présence de la mère. La femme enceinte investit donc régulièrement son centre d'équilibre. De cette nouvelle façon d'habiter son corps découle une totale transformation intérieure qui lui amène une base solide de stabilité et lui donne accès à une force insoupçonnée.

Elle obtient ainsi presque instantanément le rétablissement de son équilibre intérieur et le contact avec son centre de force. Le pratiquant de yoga débutant mettra quelquefois des mois, voire des années, à obtenir ce résultat.

La femme n'est pas du tout fragile pendant la grossesse ; au contraire ces transformations révèlent **la puissance de la femme enceinte**.

Gisèle

Je me suis toujours sentie mieux, plus stable, pendant mes grossesses. Ce serait merveilleux d'être toute la vie dans cet état de stabilité et de plénitude !

Le poids du bébé augmente progressivement et pourtant la femme éprouve un beau matin la sensation que son bébé a grossi pendant la nuit. Elle se lève et le trouve beaucoup plus lourd à porter.

Pour certaines un nouvel équilibre est vite retrouvé. Pour d'autres, c'est plus long : chaque fois que le bébé prend du poids, tout est bouleversé ; un nouveau champ de forces s'établit qui peut parfois créer un déséquilibre interne momentané ou du moins une sensation passagère d'être « mal dans sa peau ». Cette sensation est plus intense en fin de grossesse, car les changements de poids et de taille du bébé deviennent plus perceptibles. La femme peut avoir l'impression d'un « corps morcelé », avec d'un côté ce ventre qui s'épanouit en avant, et de l'autre son corps de femme qui se modifie et qui a du mal à suivre.

La prise de conscience et l'intégration du nouveau centre de gravité, en particulier par la pratique de postures d'équilibre, aide alors à « recoller » les morceaux, à redonner de la cohésion à son corps, à unir en elle la femme qu'elle est et la mère qu'elle devient.

Le centre de force

Les séances de yoga pendant la grossesse comportent de nombreux exercices et postures qui amènent l'attention dans le ventre.

Cette région est reconnue par les Orientaux comme le centre vital de l'être humain, le hara.

C'est, dit K. Graf Dürckheim, « avoir le sentiment de force en soi, dans le ventre, sentir que l'on est fort, invulnérable,... cette force-là, sûre et tranquille, c'est la force du hara. »[1]

Jean Rofidal dans son ouvrage *Do-in* [2] définit le rôle du hara comme « le centre de l'équilibration mécanique, visuelle, psychique, mentale – le centre de l'assimilation. Les intestins s'enroulent autour du hara comme une spire conductrice autour d'un aimant. Plus le hara est fort, plus l'énergie induite dans les intestins est forte. »

Pour définir l'Occidental, les Orientaux donnent l'image « poitrine en avant, et ventre rentré » ; ils signifient que notre conscience a déserté le centre vital situé dans le ventre pour se déplacer dans d'autres centres énergétiques

1. *Hara*, K. Graf Dürkheim, Le courrier du livre.

2. *Do-in*, J. Rofidal, Tome I, Au signal-Lausanne, p.11.

émotionnels : la poitrine ou la tête. Les conséquences d'une telle attitude sont graves comme le souligne K. Graf Dürckheim :

« Le déplacement du centre de gravité “vers le haut” et le fait d'être coupé de ce centre (le hara), dérangent l'équilibre naturel entre tension et relâchement et font osciller l'homme entre un état de tension très forte et un état de dissolution ». Et d'ajouter : « De même que la cime de l'arbre ne s'épanouit pleinement que si celui-ci est solidement enraciné, de même l'esprit ne se développe dans sa vraie mesure que s'il ne renie pas ses racines, c'est-à-dire s'il conserve constamment en lui le sentiment de l'unité originelle de la vie, de cette unité dont la vie humaine comme toute chose est issue. Mais que l'homme perde le contact avec cette vie originelle par une tension exagérée vers le haut et il dérange l'équilibre de ses forces »...

Ce n'est pas un hasard si la femme porte son enfant dans ce centre vital. Écoutons ce que nous dit Jean Rofidal, à ce propos, dans son livre[1] :

« L'homme a été créé dans le ventre de sa mère, dans son hara, autour du point de rencontre des forces du ciel et de la terre. Le petit fœtus s'est développé en spirale autour de ce point qui est resté son centre. Après sa naissance, l'enfant continue à s'épanouir autour de son hara. L'homme vit en équilibre entre le ciel et la terre, le hara étant le point d'équilibre entre ces forces, il est le centre d'équilibre de l'homme dans tous les domaines : physique, psychique et spirituel. »

Pendant la grossesse, la présence du bébé permet de renforcer ce centre vital. C'est l'occasion pour beaucoup de femmes d'en découvrir l'importance.

1. *Ki-do-in Hara,* Tome III, Au signal-Lausanne.

La femme y gagne une meilleure stabilité physique et psychiquc, un meilleur équilibre vital, où s'harmonisent les énergies telluriques et cosmiques. Ce qui expliquerait en partie que certaines femmes se sentent mieux pendant cette période.

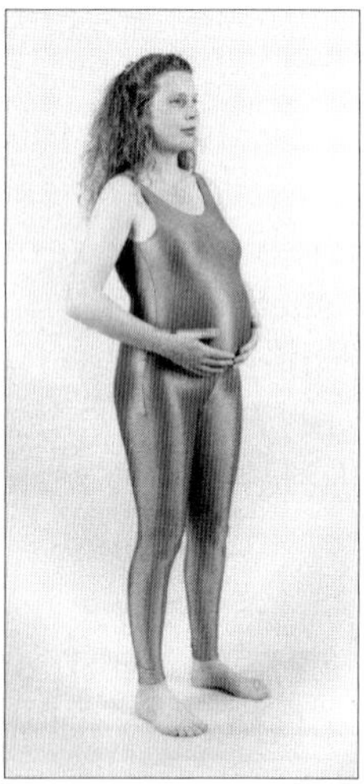

Ce n'est sans doute pas l'unique raison de ce bien-être. Le bonheur d'attendre un enfant issu de l'amour de deux êtres y contribue aussi largement. Il faut noter également que les conditions extérieures entrent en compte et si elles sont négatives, elles peuvent occulter ce bien-être fondamental de la femme enceinte.

Si vous observez Mélanie en posture debout sur la photographie ci-contre, vous pouvez ressentir sa solidité et sa force d'enracinement.

La respiration abdominale active

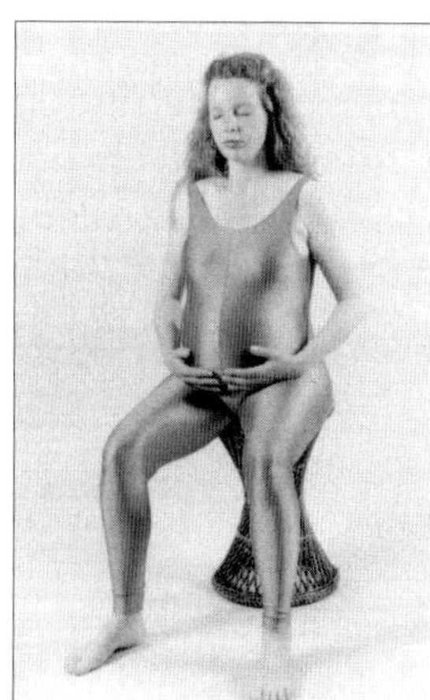

Prenez une position assise confortable, sur une chaise ou en tailleur, et allez à l'écoute de la respiration réflexe abdominale en posant les mains sur votre ventre. Sentez la respiration dans tout le volume intérieur, le ventre, les flancs, la région lombaire, le plancher pelvien.

Contractez les abdominaux avec l'idée de rassembler la musculature autour du point du hara, situé trois travers de doigts au-dessous de l'ombilic :

- l'expiration est active ;
- l'inspiration se fait passivement, en relâchant la musculature abdominale ;
- prenez le temps d'expérimenter et d'installer cette respiration.

Puis dans une posture de détente, laissez diffuser en vous cette nouvelle sensation. Observez votre état et son évolution après la pratique.

Dès que vous vous sentez lasse, sans énergie, pratiquez cette respiration pour activer votre centre de force. Dans les heures qui suivent, réactivez-le de temps en temps en vous situant dans votre hara : lorsque le contact est établi, ressentez votre force.

Le centre énergétique

L'être humain a souvent tendance à se croire isolé des forces qui régissent l'Univers. En réalité, comme le prouvent les dernières découvertes, tout est énergie, de l'infiniment petit comme l'électron à l'infiniment grand comme les galaxies. Tout en étant différenciés, les êtres humains sont néanmoins indissociables de l'Univers et de tout ce qui vit.[1]

L'homme, comme tous les êtres terrestres, est parcouru, le long des méridiens bien connus de l'acupuncteur, par deux grands courants énergétiques.

Si on considère l'homme debout, les bras dressés vers le ciel :

- l'énergie du ciel (yang, solaire ou ha) s'écoule de l'extrémité des doigts et du sommet du crâne jusqu'au sol

1. Hubert Reeves, *Poussière d'étoiles*.

en suivant le dos et les parties postérieures et extérieures des jambes ;

- l'énergie de la terre (yin, lunaire ou tha) monte des pieds à l'intérieur des jambes, sur la face antérieure du corps et à l'intérieur des bras jusqu'au bout des doigts.

Jean Rofidal explique[1] : « À leur point de rencontre, ces forces (yin et yang) créent un couple puissant qui donne naissance à une spirale énergétique centrée en un point [du corps] appelé HARA. »

L'expérience univers

Mettez-vous debout, en prenant le temps d'installer votre posture confortablement. Sentez le contact de vos pieds avec le sol.

Prenez conscience de la TERRE située au-dessous de vous. Nourrissez-vous de l'énergie tellurique qui en vient. Sentez sa densité, vivez-la dans vos pieds, jusque dans votre bassin.

Bâtissez la posture, colonne érigée, les épaules et les bras détendus, la nuque étirée. Puis sentez le sommet de votre crâne ; ouvrez-vous à l'infini au-dessus de vous. L'ambiance y est probablement différente, sentez-la vibrer. Goûtez-en, savourez-en les nuances. Prenez conscience de l'énergie cosmique qui vient du CIEL et pénètre votre corps par le sommet du crâne. Elle vous alimente, vous et votre enfant. Vous êtes le trait d'union entre la terre et le ciel, l'énergie tellurique et l'énergie cosmique. Sentez cette force en vous. Que cette image vous porte et vous offre la joie de vibrer à l'unisson de l'univers !

1. *Pour bien comprendre le DO-IN,* Au signal-Lausanne, p. 40.

Vivez la respiration de la vague dans cet espace :

- expirez en déplaçant la conscience de la tête vers les pieds ;

- inspirez en remontant des pieds vers la tête ;

- laissez la conscience aller au-delà de la tête, à l'inspiration ;

- laissez la conscience aller au-delà des pieds, à l'expiration.

De la légèreté, de la fluidité, vous descendez vers la densité, puis du vital vous remontez vers le psychique. Ces deux qualités d'énergie se mêlent, s'unissent en votre centre. Vous en êtes le réceptacle, vous et votre enfant. Vivez, soyez, rayonnez cette union, cette complémentarité de forces.

Puis le moment venu, cessez ce déplacement de la conscience et, les yeux clos, appréciez le nouveau paysage intérieur, la nouvelle ambiance. Imprégnez chaque minute de votre vie de cette ambiance, de cette harmonie.

Suggestions pour le quotidien

Amenez le plus souvent possible votre conscience dans le ventre, près de votre bébé et respirez votre « puissance » dans cet espace. Sentez cette force qui vous habite. Gardez le contact avec elle de plus en plus souvent dans la journée jusqu'à ce qu'elle s'installe définitivement. Le jour « J », c'est avec cette force, que vous mettrez votre enfant au monde.

B - RETROUVEZ L'ÉQUILIBRE

Les postures d'équilibre jouent un rôle important pendant la grossesse car elles vous permettent de suivre pas à pas l'évolution du centre de gravité de votre corps et de l'intégrer à chacune des étapes importantes.

Elles vous aideront à retrouver l'unité et l'équilibre en vous.

La recherche de l'équilibre dans une posture organise le corps dans un équilibre physique. Les différents « corps » qui vous constituent étant dans une corrélation étroite, ce travail postural établira en vous une grande harmonie intérieure, une sérénité, un équilibre profond sur tous les plans.

L'équilibre du bassin

Debout, écartez un peu les pieds, juste pour être stable dans la posture. Bâtissez votre statique en partant d'un bon contact avec le sol. Sentez vos plantes et vos orteils s'étaler. Ne vous laissez pas aller à la pesanteur, au contraire ayez conscience de vos appuis et prenez l'habitude de mettre une poussée dans le sol. Dosez la force de la poussée qui redresse le corps, pour qu'elle s'équilibre avec la force descendante du poids du corps.

Détendez les chevilles, les mollets, les genoux, les cuisses. Détendez les fessiers, laissez respirer votre ventre. Érigez votre colonne vertébrale, les épaules tombantes, les bras détendus. La nuque est étirée, le regard horizontal.

Dans la posture :

- laissez s'installer dans votre corps un léger mouvement de bascule de bassin, vers l'avant, puis vers l'arrière en ramenant le poids du bébé vers l'intérieur. Ne pliez pas les genoux et ne laissez pas votre cage thoracique s'affaisser ; au contraire rejetez les épaules en arrière. En déplaçant très lentement votre bassin, vous allez découvrir votre point d'équilibre ;

- sentez que votre confort est amélioré lorsque vous rapprochez votre bébé du centre de gravité, c'est-à-dire lorsque vous ramenez le pubis vers l'avant et vers le haut ;

- passez plusieurs fois d'une position à l'autre pour bien en mesurer les différences. Prenez conscience de la force qu'il faut pour rétablir le bassin.

Puis imaginez que vous lestez votre sacrum :

- augmentez mentalement le poids que vous accrochez à votre coccyx jusqu'à ce que vous trouviez l'équilibre avec le poids du bébé en avant ;

- maintenez cet équilibre ;

- finalement goûtez pleinement au bien-être de la nouvelle organisation intérieure en ramenant votre bébé vers l'intérieur dans le bassin.

Sentez que cette approche physique et mentale libère beaucoup de tensions et d'énergie. Lorsque votre bassin est en équilibre et que vous êtes en contact avec votre centre de gravité, constatez que vous n'êtes pas obligée de contracter les fessiers et les abdominaux pour tenir votre bassin. Appréciez la détente instantanée qui en résulte et la liberté que vous avez gagnée.

Les postures d'équilibre

L'équilibre sur un pied

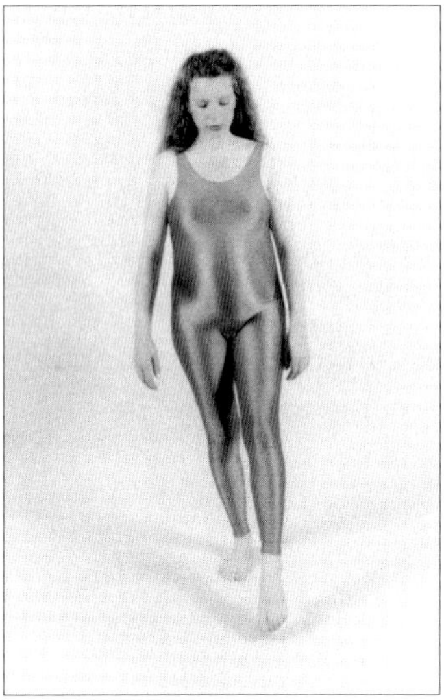

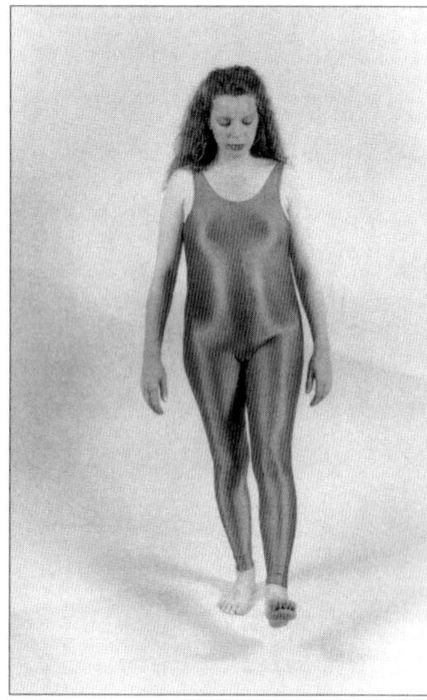

Gardez la posture debout que vous venez d'installer, ouvrez les yeux et fixez un point devant vous pour vous aider à vous concentrer :

- déportez lentement le poids du corps sur le pied droit et levez légèrement la jambe gauche tendue devant vous ;

- faites un mouvement de cheville :

- à l'inspiration, flexion de la cheville, ramenez les orteils vers vous ;

- à l'expiration, extension, pointez-les vers le sol ;

- faites un mouvement lent en recherchant l'harmonie entre le geste et la respiration ;

- puis posez le pied sur le sol.

Détendez-vous en restant debout quelques instants, présente aux sensations de vos pieds. Tenez de la même façon l'équilibre de l'autre côté.

La relaxation pourra se faire sur le dos, les jambes contre un mur ou les mollets posés sur l'assise d'un fauteuil.

MYLÈNE

À la suite d'un conflit professionnel, beaucoup de tensions étaient apparues dans mon corps et mon mental « travaillait ». La pratique du yoga et de quelques postures d'équilibre m'aida à rééquilibrer mon corps et par là mon mental.

L'arbrisseau

Si le premier équilibre se passe bien, vous pouvez augmenter la difficulté en prenant la posture de l'arbrisseau :

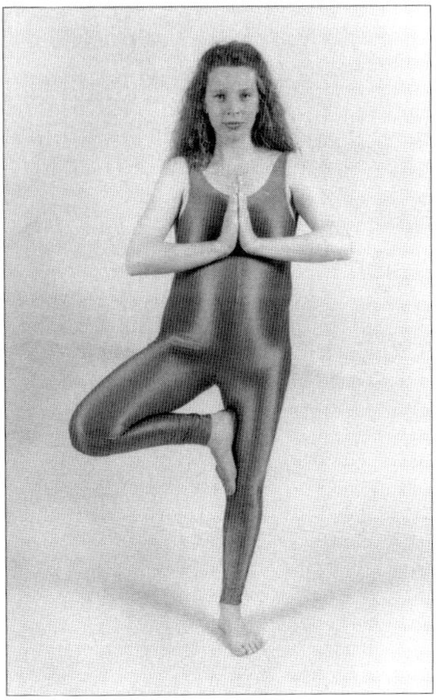

- dans la posture debout précédente, fixez un point sur le sol ou sur le mur devant vous ;

- déplacez le poids du corps sur le pied gauche et portez la plante du pied droit sur le côté du genou ou de la cuisse gauche. Si l'équilibre est bon, joignez les paumes devant vous, en salut indien ;

- respirez régulièrement en ayant conscience du calme intérieur ;

- après un temps de repos, prenez la posture de l'autre côté.

Détendez-vous.

Prenez conscience de la façon dont vous habitez votre corps après ces postures d'équilibre. Pratiquez-les régulièrement pour vous sentir en harmonie avec les transformations de votre corps de grossesse.

Les postures de yoga vécues en conscience agissent sur tous les plans de l'être. Après la pratique de ces équilibres, observez la stabilité de votre mental et peut-être de vos émotions. La sensation de vous être « posée » en vous vous donne un grand équilibre dans la vie, découvrez-le !

Suggestions pour le quotidien

Dès que votre bébé grossit et que vous avez du mal à « absorber » les modifications de votre corps, pratiquez une posture d'équilibre sur un pied puis sur l'autre.

Faites cette pratique chaque jour, vous constaterez que très rapidement, en deux ou trois jours, vous retrouverez un bon équilibre dans votre corps, et dans votre tête aussi !

Chapitre 4.

BÉBÉ TROP HAUT OU TROP BAS : QUE FAIRE ?

La position du bébé n'est pas une fatalité.

Il est arrivé souvent dans les cours de yoga qu'une future mère confie son angoisse, à la suite d'une échographie ou d'une visite chez son médecin. En général, elle vient d'apprendre, soit que le bébé est trop bas en cours de grossesse, soit qu'il est trop haut alors qu'elle se trouve au dernier mois de gestation.

Le vécu en finesse du yoga vous permet de sentir que si votre enfant est positionné de cette façon, ce n'est pas un hasard, ni une fatalité. Essayons de le comprendre.

Le bébé est une personne.

Les travaux de ces dernières années, en pédiatrie comme en psychanalyse, ont redécouvert ce que la science du yoga sait depuis des millénaires, que « le bébé est une personne », une personne à part entière, non seulement à la naissance, mais déjà *in utero*.

En effet votre enfant est doué de sensibilité dès les premiers mois de gestation. De nombreux ouvrages vous aident à réaliser que vous pouvez très tôt parler, communiquer avec lui. Il entend[1], voit légèrement, et peut

1. Voir les travaux du professeur Alfred Tomatis, *L'Oreille et la vie*, Laffont.

répondre à votre contact à travers la paroi abdominale en se blottissant contre votre main.

Communiquer consciemment

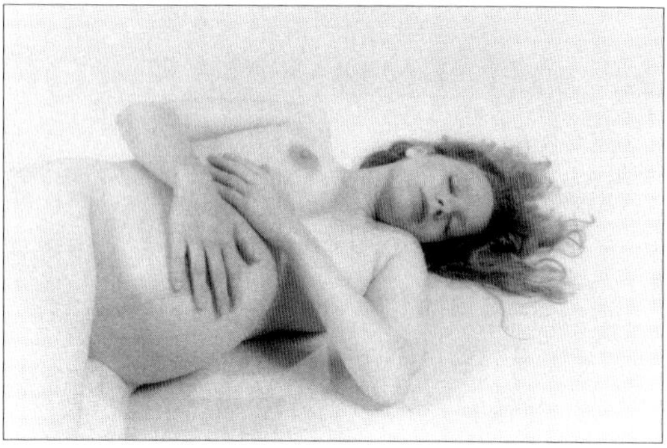

Toutes les mères établissent, de façon instinctive un contact avec leur bébé pendant la grossesse. Cette relation peut néanmoins être très différente d'une femme à l'autre.

Régine

Parler à mon enfant, tant qu'il est dans mon ventre, ça m'est impossible !
Je trouve la situation ridicule et j'ai envie de rire. J'attends de le voir.

Marie

J'ai senti tout de suite que j'étais enceinte. Dès le début, j'ai parlé à mon bébé, lui expliquant tout ce que l'on vivait ensemble, mes sentiments, mes joies, mes peurs. Il pouvait tout partager et je sentais qu'il me comprenait.

Dès que vous avez un moment, prenez le temps d'entrer en contact avec votre enfant. Sentez-le : comment est-il aujourd'hui ? Prenez conscience de l'ambiance intérieure que vous lui offrez. Si vous ne vous sentez pas très bien, faites une pause, respirez lentement, calmement. Quelques respirations et déjà vous irez mieux. Laissez la respiration abdominale s'installer, appréciez la détente qui vous envahit, vous et votre enfant.

Le lieu de la rencontre

Allongez-vous sur le dos, les jambes repliées. Posez les mains sur le ventre, et laissez la respiration abdominale se faire librement.

Constatez à quel endroit vous avez posé les mains. Ce n'est pas anodin !

Chaque fois, dans les séances de yoga, nous constatons que la femme qui a un bébé trop bas pose ses mains près du pubis, alors que lorsqu'il est trop haut, elle les place sous la poitrine, avec bien sûr toutes les variantes intermédiaires.

La position de vos mains révèle tout simplement le lieu où, consciemment ou non, vous allez pour rencontrer votre enfant : votre bébé n'ira jamais s'installer dans un endroit qu'il sait inoccupé ; il se blottit là où vous aimez venir régulièrement.

Vous préférez, vous, rencontrer votre enfant tout là-haut, près de votre cœur ; vous, tout en bas, près de la porte de sortie ; vous encore, au milieu, dans la rondeur de votre ventre.

C'est comme dans une maison : vous entrez dans une pièce dans laquelle vous ne vous sentez pas bien. Vous n'avez pas envie de vous y installer : il n'y a pas de chaleur, de présence ; vous découvrez qu'elle est inoccupée. C'est la même chose pour le bébé.

C'est un premier constat, important, mais cette simple observation va beaucoup plus loin. Ce lieu de rencontre révèle également votre attitude intérieure et votre façon d'habiter votre corps de grossesse.

Le rôle de l'intention

Prenons un exemple pour mieux saisir le processus de l'intention.

Imaginez que vous recevez quelqu'un chez vous. Vous disposez d'un temps limité pour cet entretien. Selon la nature de cette rencontre, vous vous installerez dans l'entrée, au salon, à la cuisine ou dans la chambre. C'est déjà déterminant pour la relation que vous voulez entretenir avec votre interlocuteur. Lorsque vous savez que le temps s'est écoulé, vous avez l'intention d'interrompre cette rencontre. Vous envisagez alors le scénario de la séparation. Observez comment vous commencez à investir la porte de sortie, dans votre langage, vos gestes, votre regard. Bien souvent d'ailleurs, l'interlocuteur sent l'invitation et se prépare lui aussi à prendre congé.

Nous avons toutes vécu une situation similaire : l'important est de devenir, d'une part, consciente de ce qui se joue et qui est du domaine de **l'intention** et, d'autre part, de réaliser ce qui est du domaine de sa propre personnalité : certaines resteront sur le palier à discuter, même longuement ; d'autres proposeront de s'installer confortablement dans le salon avec une tasse de café, pour une rencontre de dix minutes.

De même, il y a celles qui invitent leur bébé au plus près de leur cœur pour profiter jusqu'à la dernière minute de cette relation cœur à cœur. Souvent elles ne se sentent pas encore prêtes lorsque la date de la naissance arrive et jouent les prolongations pour continuer à « goûter » aux délices de cette intimité. Le bébé est haut et ne descend pas et parfois le terme est dépassé. L'accouchement peut être long, la séparation est douloureuse.

Il y a aussi les inquiètes, toujours en avance aux rendez-vous, qui ont peur de ne pas être prêtes. Alors elles restent près de la porte. Le bébé est trop bas, appuie sur le col et provoque des contractions.

Ce sont là des caricatures, pour mieux faire comprendre combien votre attitude intérieure et votre intention induisent une réaction de votre enfant.

Il y a bien sûr d'autres raisons qui font qu'un enfant naît avant terme...

Le bébé est trop bas

Lorsque vous placez vos mains sur le pubis, cela signifie la plupart du temps que vous investissez inconsciemment la porte de sortie. Cette attitude est normale dans le dernier mois de grossesse mais peut créer des problèmes si ce n'est pas du tout le moment. Prenez alors conscience de votre attitude, essayez d'en comprendre les raisons, sans vous culpabiliser. Et surtout il est très facile de déplacer vos mains pour les remonter. Le bébé les suit. Constatez que ce simple geste introduit une relation différente avec votre enfant.

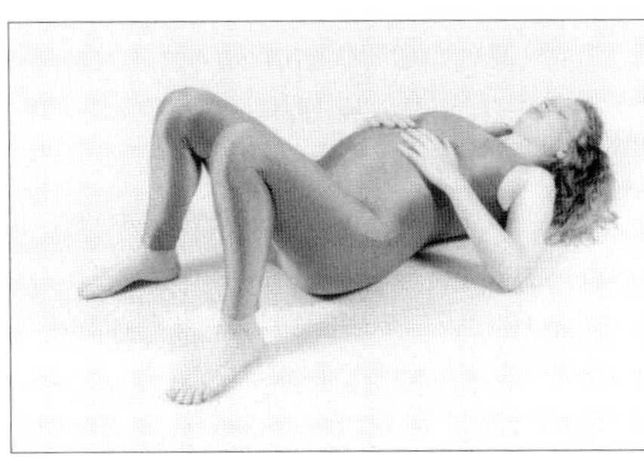

Écoutons les témoignages :

Annie

Au cours d'une séance de yoga, Martine nous invita à entrer en contact avec notre bébé. Je posais alors mes mains sur mon ventre. Sur ses remarques, je pris conscience de ne pas les avoir placées au hasard, mais au bas de mon ventre. Ce geste avait été automatique. Je savais mon bébé positionné très bas depuis le quatrième mois de grossesse. À partir de ce moment-là, je suis allée chercher mon bébé plus haut, sous la poitrine. Les visites médicales suivantes confirmèrent que mon bébé était remonté et que tout se passait pour le mieux, ce que je ressentais effectivement au quotidien.

Un enfant positionné trop bas sollicite trop tôt les articulations du bassin, les muscles du périnée et surtout le col de l'utérus, provoquant souvent des contractions. En remontant les mains, la mère est étonnée de constater que son bébé vient près de son cœur, sur-le-champ dans la plupart des cas, sinon les jours qui suivent au plus tard. Ne vous imaginez pas que c'est magique ou qu'il vous faut du magnétisme pour que cela marche ! C'est tout à fait naturel.

Brigitte

Depuis le sixième mois, je portais mon bébé très bas et vivais avec l'appréhension de le voir descendre trop vite. Angoisse, contractions, hospitalisation, médicaments... J'avais essayé de le faire remonter selon la méthode de l'haptonomie montrée dans le film « Le bébé est une personne », mais sans succès. Je concluais : « Manque de magnétisme ». Puis Martine me conseilla de mettre les mains en haut du ventre, et ça a marché tout simplement, sans magnétisme spécial. Les médecins ont constaté comme moi-même que le bébé était remonté. C'est simple comme bonjour !

Oui, c'est tout simple.

Claire

Dans le courant du cinquième mois de ma grossesse, mon gynécologue me confirma que mon bébé était trop descendu, ce que je ressentais comme un poids sur la vessie, et qui me faisait craindre un accouchement prématuré. Le repos et le déplacement de mes mains plus haut sur mon ventre ont permis au bébé de « remonter ». Je sentais alors sa présence plus près du diaphragme, des côtes ; mes sensations étaient en quelque sorte « remontées », le moral aussi, d'ailleurs. Cette remontée m'a surprise par sa rapidité, dès la première fois, en fait.

Geneviève

Je suis kinésithérapeute en libéral et je devais absolument travailler le plus longtemps possible. J'avais trouvé mon rythme. Devant rester debout de nombreuses heures, je prenais le temps après chaque patient, de saisir mon bébé entre les mains en l'invitant à remonter. Ce qu'il faisait très volontiers. Quelquefois cela n'était pas suffisant et je m'allongeais dix minutes. La grossesse s'est ainsi bien passée jusqu'au bout.

Le bébé est trop haut

Il est arrivé plusieurs fois qu'à la visite du neuvième mois, un médecin a signalé à une des jeunes femmes de mon cours que son bébé était trop haut. Nous avons alors, au cours de yoga, fait prendre conscience à la mère qu'elle plaçait ses mains trop haut sous la poitrine.

Cette position de mains indique souvent que la mère a envie de garder encore son bébé près d'elle, près de son cœur. Il faut l'aider à envisager la séparation, donc lui faire descendre doucement ses mains vers le pubis. C'est là qu'il lui faut dorénavant rencontrer le bébé.

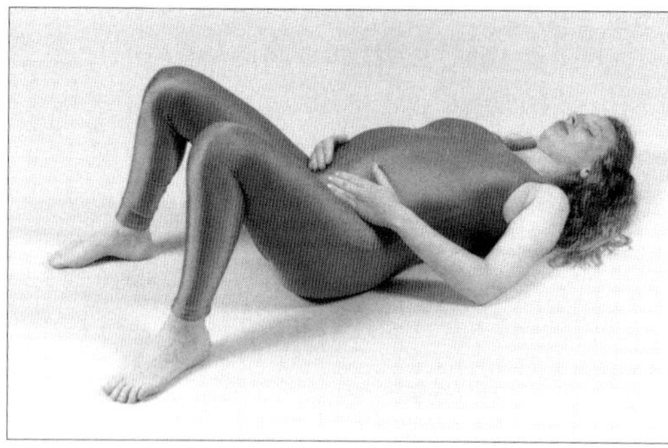

Un travail très précis vous est proposé sur le bassin : vous pourrez ainsi en habiter l'intérieur, le petit bassin, et le rendre accueillant ; le bébé s'y sentira attendu et aura envie de le traverser pour naître à la vie.

COLETTE

Mon bébé était toujours très haut, alors que la date de la naissance approchait. Au cours d'une séance de yoga, Martine me fit découvrir que mes mains étaient placées au sommet de mon ventre. Je les descendis et décidai d'investir le bas de mon corps. Ça me fit drôle au début : ce fut une véritable révolution intérieure. Je demeurai néanmoins sceptique quant aux résultats. La semaine suivante, mon gynécologue m'annonça qu'enfin mon bébé était descendu. Incroyable mais vrai.

BERNADETTE

Je vivais difficilement mon dernier mois de grossesse. Je me sentais très mal dans mon corps, oppressée ; le bébé appuyait sur les côtes, je n'en pouvais plus. J'avais la sensation d'être enceinte jusqu'aux sourcils. Martine m'expliqua que c'était moi qui gardais mon bébé perché là-haut. Il suffisait d'habiter le bas de mon corps, mon bassin. Ce que je fis. Le jour même, je fus dégagée. Je sentis nettement le bébé descendre. Je découvris alors de nouvelles sensations : une pression sur le périnée, quelques petits tiraillements dans mon bassin. Tout à coup, je me sentis prête à accoucher. J'ai réalisé qu'ayant eu des menaces d'accouchement prématuré, j'avais eu très peur et j'avais gardé le réflexe de retenir mon bébé.

Le corps est le miroir de ce qui se joue en vous. L'étape la plus importante est la prise de conscience. Si vous êtes capable de maintenir votre enfant avec vous, vous êtes capable, avec autant de force, de l'inviter à sortir. Il n'y a rien de magique ni de mystérieux à cela, et c'est souvent instantané, sauf dans certains cas où le problème est plus profond.

Suggestions pour le quotidien

Prêt pour la naissance : la tête en bas

La date de la naissance approche, votre bébé n'a toujours pas positionné sa tête en bas. Vous pouvez, lorsque vous êtes seule, en détente, mettre vos mains près du pubis et inviter votre bébé à placer tranquillement sa tête dans vos mains.

Respirez dans le bas de l'abdomen pour créer sous vos mains, de la chaleur, de la vie.

Prenez l'habitude de faire cette pratique plusieurs fois par jour. Vous créez ainsi dans le bas de votre utérus un pôle d'attraction, grâce à vos mains et à votre pensée. Bébé voudra peut-être s'en rapprocher !

Chapitre 5.

LA VERTICALITÉ

Votre bébé grossit et occupe de plus en plus de volume dans votre abdomen, ce qui peut créer une gêne respiratoire et des douleurs dans la cage thoracique qui perd de sa mobilité. Vous y gagnerez en bien-être si vous assouplissez et étirez la musculature du thorax et gagnerez surtout de l'espace pour mieux respirer.

En éveillant la musculature profonde du dos, vous pourrez également vous redresser et éviter l'affaissement de la cage thoracique sur le bébé.

Puis, une fois que le corps est érigé, vous pourrez peut-être goûter à ***« la dimension verticale » : apogée de l'être humain.***

C'est cette posture verticale qui a permis le développement du cerveau. Il vous est facile de constater que votre état d'esprit est différent quand vous êtes debout et quand vous vous allongez : vous allez de la passivité, qui vous vole votre accouchement, à une « prise en main » qui vous redonne votre **rôle actif**. La verticalité vous permet de rester en contact avec « votre puissance ». L'accouchement et la naissance se vivent alors dans une autre énergie : le déroulement en est complètement modifié. Vous pourrez faire l'expérience concrète de cette dimension verticale pour que le jour de la naissance, elle s'impose, tout naturellement, à vous et à l'équipe autour de vous.

De plus la mise au monde de l'enfant dans la verticalité supprime la déprime post-partum parce que grâce à ce redressement physique, **la femme retrouve sa vraie place dans la société et dans le couple**.

Ce changement de position va encore plus loin : parce que vous le vivez, vous, vous permettez à d'autres femmes d'avoir accès à cette dimension : vous êtes reliée à elles par la pensée, comme le montre le chapitre « La lignée des mères ».

L'enfant né d'une femme qui accouche dans sa puissance est un enfant différent. Il vient de la Lumière et ne perd pas le contact, à sa naissance, avec sa puissance intérieure lumineuse, puissance à l'opposé bien sûr de celle qui cherche à écraser les autres.

En accouchant debout, vous donnez naissance à l'humanité future, ouverte à la profondeur de l'Être et à la Lumière.

Étirement

Prenez l'habitude de vous étirer chaque fois que vous changez d'activité ou que vous bougez.

Assise, debout ou allongée :

- tendez les bras au-delà de la tête ;

- grandissez-vous, étirez-vous. Veillez à ne pas cambrer les reins en poussant le ventre en avant.

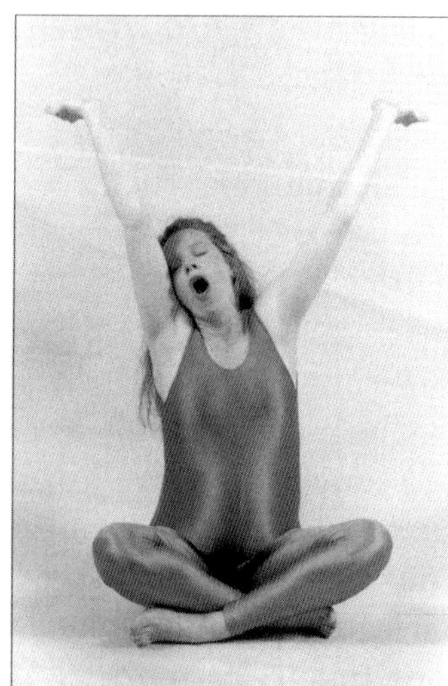

Si vous êtes sur le dos :

- réduisez les courbures de la colonne vertébrale en amenant la taille au sol et en rentrant le menton dans la gorge ;

- ouvrez la cage thoracique d'un côté, de l'autre, en légère flexion latérale. Si bâillements ou soupirs viennent, accueillez-les.

Si vous souffrez de douleurs lombaires, dans la posture sur le dos, il est préférable de vous étirer en gardant les jambes repliées.

Les postures d'étirement

Étirement latéral assis

En dynamique

Asseyez-vous, soit en tailleur, soit en diamant sur les talons, les genoux écartés, soit sur une chaise :

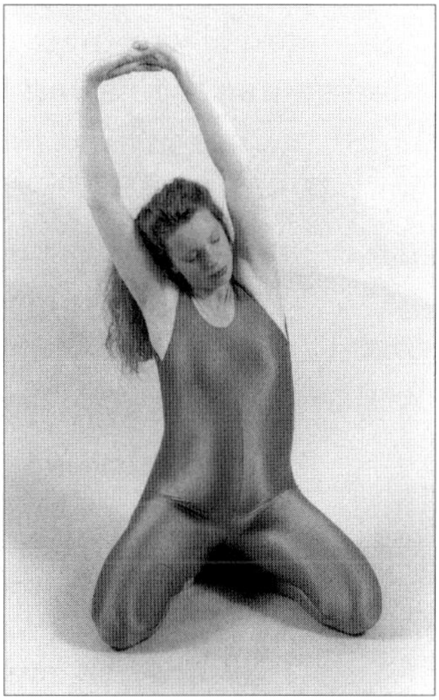

- en inspirant, montez les bras par le côté au-delà de la tête ;

- étirez-vous en croisant les doigts, les paumes tournées vers le haut, en suspension de souffle ;

- en expirant, inclinez légèrement votre buste d'un côté, tout en maintenant l'étirement ;

- à l'inspiration, redressez-vous lentement, étirez la colonne vertébrale en exerçant une poussée du bassin ;

- à l'expiration suivante, inclinez votre buste de l'autre côté.

Sentez votre cage thoracique s'ouvrir de chaque côté comme un accordéon mais ne laissez pas l'autre côté s'affaisser. Pour cela veillez à étirer les deux côtés de la cage au cours de la même flexion.

- vivez plusieurs fois l'exercice, en vous laissant guider par votre souffle.

Puis cessez et détendez-vous dans la posture de votre choix.

Étirement latéral debout

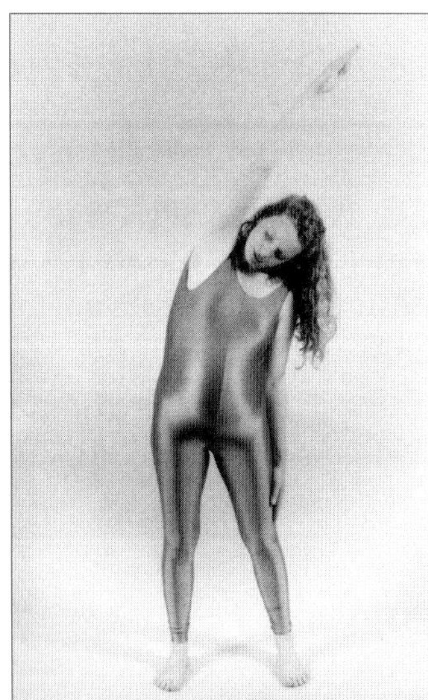

Debout, écartez les pieds de la largeur du bassin au moins, pour vous sentir bien stable. Appréciez le contact avec le sol. Détendez les jambes. Placez votre bassin en décambrant pour vous sentir confortable, sans tension dans la région lombaire, la musculature abdominale contrôlée :

- en inspirant, repoussez le sol avec le pied droit, montez le bras droit par le côté, étirez tout le flanc ;

- à l'expiration, inclinez le buste à gauche en maintenant l'étirement ;

- à l'inspiration, redressez le buste ;

- à l'expiration suivante, le bras revient ;

- à l'inspiration suivante, avec une poussée du pied gauche dans le sol, levez le bras gauche, étirez-vous ;

- à l'expiration suivante, inclinez le buste de l'autre côté ;

- redressez-vous, à l'inspiration suivante ;

- ramenez le bras, à l'expiration suivante ;

- vivez l'enchaînement plusieurs fois, en veillant à bien faire démarrer le mouvement d'une poussée du pied dans le sol.

Le moment venu, relaxez-vous sur le dos ou sur le côté.

Mobilité de la cage thoracique

La torsion au sol

Placez-vous sur le côté gauche, les jambes repliées, les bras tendus devant vous, la tête reposant sur le sol. Remontez suffisamment les genoux pour que les bras et les cuisses soient parallèles :

- à l'inspiration, montez le bras droit vers le plafond ;

- à l'expiration, laissez-le descendre vers le sol derrière vous, en roulant la tête à droite ;

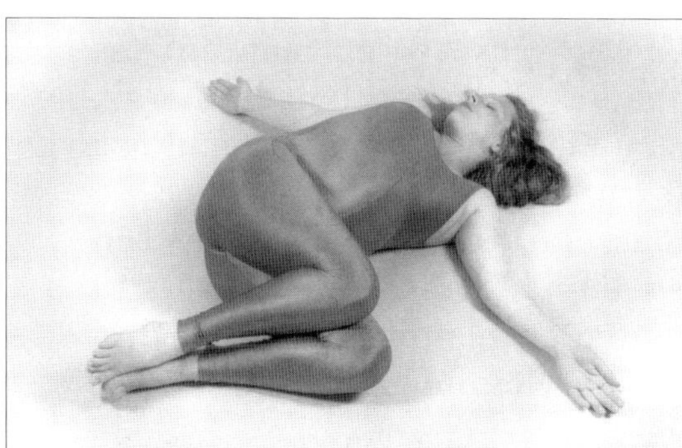

- à l'inspiration, remontez le bras vers le plafond ;

- puis ramenez-le dans la position de départ en expirant ;

- pratiquez ce mouvement lentement plusieurs fois, puis gardez la posture de torsion en respirant régulièrement. Si vous avez trop de tension dans le bras, sortez de temps en temps de la posture, puis reprenez-la à votre rythme ;

- si vous pouvez tenir la posture, faites rouler votre tête d'un côté puis de l'autre pour détendre les muscles du cou. Gardez alors l'immobilité en sentant l'ouverture de la cage thoracique à droite. Respirez lentement de façon thoracique, pour libérer cette zone à chaque inspiration et expiration.

Détendez-vous quelques instants dans la posture de votre choix, puis pratiquez la torsion de l'autre côté, en dynamique, d'abord, et en statique ensuite.

Tonification de la musculature profonde du dos

Il est essentiel pendant la grossesse de ne pas laisser le dos s'effondrer ; au contraire l'étirement de la colonne vertébrale donne de l'espace et un confort immédiat. Mais le trop fameux « Tiens-toi droit ! » adressé aux enfants a laissé des traces. Il induit en erreur car il est accompagné du mouvement où l'on se redresse en montant les épaules et en gonflant le thorax, en un mot tout ce qu'il ne faut pas faire ! Ce n'est pas avec la musculature superficielle que l'on se tient droit, mais avec la musculature profonde, c'est-à-dire les muscles qui gainent la colonne vertébrale.

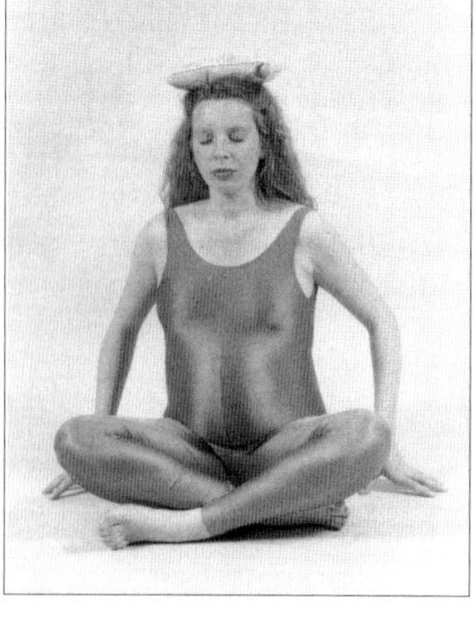

Pour réveiller cette musculature, asseyez-vous en tailleur ou sur une chaise sans vous adosser, les deux pieds sur le sol. Prenez un sac, de riz ou d'autre chose, de 500 grammes ou 1 kilo, et posez-le en équilibre sur le sommet de votre tête. Imaginez que votre colonne vertébrale est élastique :

- à l'inspiration, poussez les deux ischions dans le sol ou sur l'assise de la chaise pour allonger l'élastique de la colonne vertébrale et repoussez le sac de riz ;

- à l'expiration, laissez-vous revenir à la position initiale, sans faire le dos rond ;

- continuez ce mouvement d'étirement au rythme de la respiration ;

- à chaque inspiration, sentez que vous grandissez de l'intérieur ; laissez les épaules basses, ne gonflez pas le thorax ; aucun mouvement n'est visible de l'extérieur. Ne mobilisez pas les muscles de surface, le grandissement vient de la colonne vertébrale. Sentez combien la sensation est différente ;

- à la prochaine inspiration, poussez dans le sol ou la chaise et grandissez-vous ;

- puis maintenez. Le mouvement part du bassin et non pas du haut du buste.

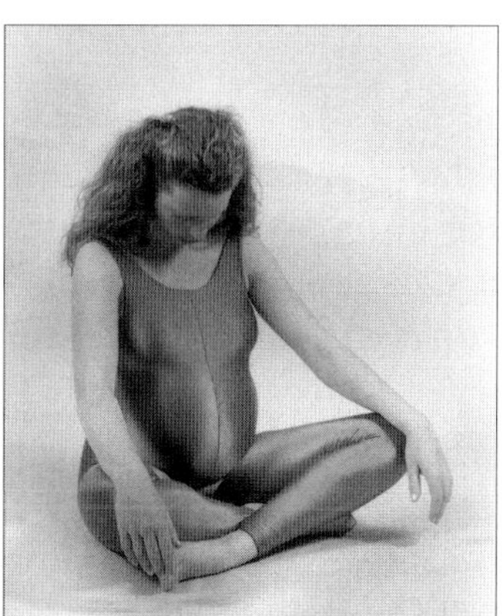

Puis ôtez le sac de riz et détendez-vous dans la posture assise en laissant votre tête tomber en avant et votre dos s'arrondir très légèrement. Respirez tranquillement.

Quelques minutes de pratique chaque jour suffisent.

Au début cela peut vous

sembler étrange, comme la poussée des pieds sur le sol avait pu l'être. Puis avec une pratique régulière en assise, votre musculature va s'éveiller et vous sentirez la colonne se dresser sans effort.

La verticalité

Profondément enracinée dans vos pieds, bien assise dans votre bassin, en contact avec la force de votre ventre et de votre bébé, la colonne vertébrale se dresse, non plus par un effort extérieur, mais par une force intérieure : le redressement vient des plans profonds, de la circulation d'une force énergétique le long de la colonne vertébrale.

La verticalité est le propre de l'homme, elle est à l'origine de son développement mental. Mais le redressement physique de la colonne vertébrale n'est pas suffisant : pour atteindre sa vraie dimension, il reste à l'être humain de faire **l'expérience consciente de sa dimension verticale**.

L'effondrement du dos va avec un enfermement en soi, « on tourne en rond », se sentant isolé des autres et coupé du reste du monde.

En vous sentant reliée au ciel et à la terre, votre corps fait le trait d'union entre ces deux polarités, ces deux forces, et s'en nourrit. Avec la mise en place de la verticalité, une ouverture de l'esprit, un mouvement d'expansion s'installe : vous faites partie du grand Tout, de l'Univers autour de vous. Vous vivez votre dimension cosmique.

Nous avons déjà évoqué l'importance de l'état d'esprit au moment de la naissance : redressez-vous (dans tous les sens du terme), et faites l'expérience de la dimension verticale pour mettre votre enfant au monde.

La mise au monde des enfants dans la Verticalité entraînera une transformation profonde des relations entre l'homme et la femme. La guerre des sexes se terminera. La puissance de la femme dans son rôle sacré de « porteuse de vie » ne fera plus peur à l'homme et sera reconnue. La femme quittera son rôle d'objet sexuel et le couple se construira dans la richesse de la complémentarité.

L'homme retrouvera également sa vraie dimension et sa place : sa force naturelle qui structure et canalise et qui par là donne forme au jaillissement de la vie.

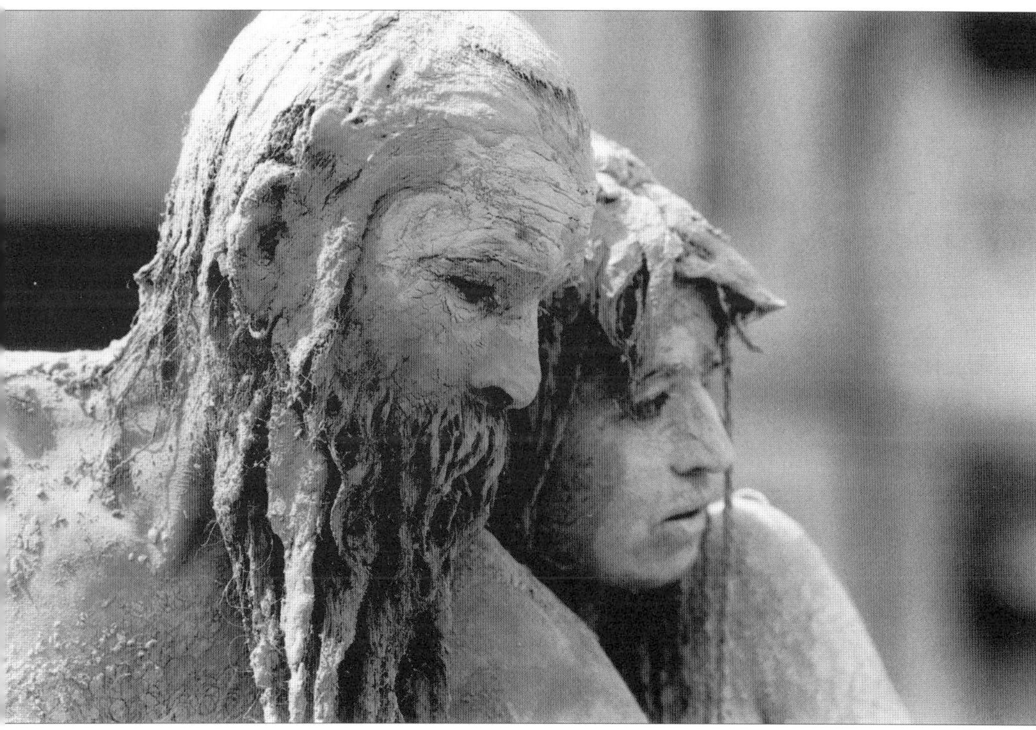

Suggestions pour le quotidien

L'étirement du chat

Observez les chats : retrouvez votre instinct et prenez l'habitude de vous étirer très souvent, chaque fois que vous changez d'attitude corporelle. Vous redonnez ainsi de l'espace à votre enfant, dénouez vos tensions et provoquez de grandes respirations. Votre cage thoracique s'ouvre, les muscles qui la soutiennent se tonifient, et vous évitez son affaissement.

Grandissez-vous

La posture assise est courante dans la vie de tous les jours, alors profitez-en pour jouer avec votre colonne vertébrale dès que vous êtes assise, au travail, à table, devant la télévision... Grandissez votre colonne puis laissez-la revenir jusqu'à faire le mouvement uniquement de l'intérieur : rien ne se voit. Au début, il est normal que le buste bouge puis lorsque la musculature fonctionne bien, le mouvement est uniquement intérieur.

Chapitre 6.

LA RELAXATION, UN CHEMIN INITIATIQUE

La relaxation est un des aspects majeurs de toute démarche initiatique. Son rôle principal à travers une pratique assidue est d'ouvrir à des états de conscience de plus en plus profonds.

Par l'expérience intérieure, il est possible de transformer radicalement votre relation aux différents « corps » qui vous constituent.

Le premier pas de ce parcours passe ordinairement par une reconnaissance (co–naissance : naître avec) de **votre « corps de chair** ». Il est exploré, investi de conscience, libéré autant que possible des crispations, identifications et attachements qui s'y sont inscrits depuis votre naissance.

Cette plongée donne accès à **votre corps d'énergie vitale**. Les processus, mouvements, rythmes et manifestations de la vie deviennent des réalités que vous rejoignez sans que la douleur vous y contraigne.

Vous bénéficiez des mouvements de votre bébé pour aller facilement à l'intérieur. Il est capital de vous détacher des sensations fascinantes de bébé pour goûter les manifestations de vie en vous : la plénitude de vie est à rejoindre en vous-même. C'est un leurre dangereux que de ne vivre pleinement que par la présence de votre bébé.

L'exploration **du corps du mental** est grandement facilitée pendant la grossesse. Le schéma corporel est tellement bouleversé qu'il est évident qu'on a à se libérer d'un « corps du mental » rigide et plein d'habitudes inadaptées.

Par l'exploration sensorielle très précise, le mental investit une réalité qui change de semaine en semaine.

Par le non-attachement, le mental s'ouvre très concrètement au « tout est possible » que recèle la vie. On est là au seuil **du corps de l'intuition,** dans un état de liberté, de disponibilité, dans une confiance en l'intelligence de vie, qui ouvrent à la profondeur.

Le corps de félicité ou corps spirituel, comme tous les autres corps en résonance, sera omniprésent à tous les stades, dans toutes les couches de votre être. Joie et Amour, sources de toute énergie, peuvent alors imprégner fondamentalement tous les instants de votre parcours de vie.

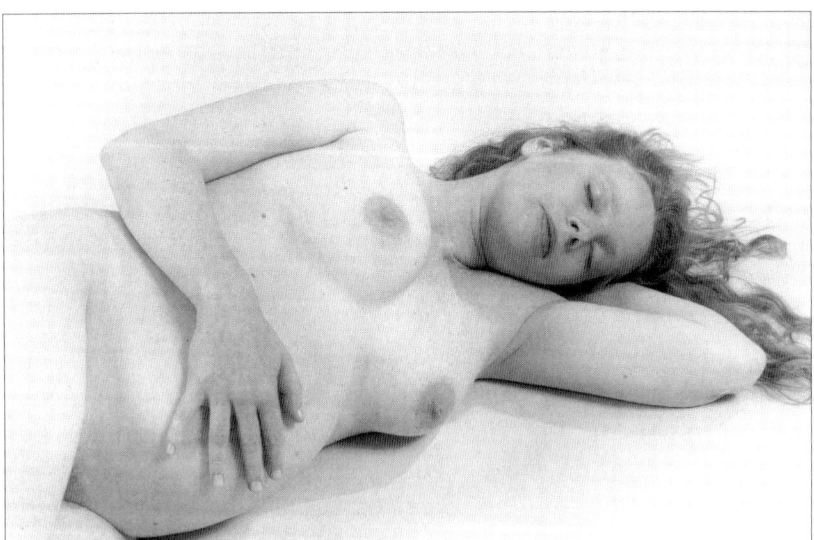

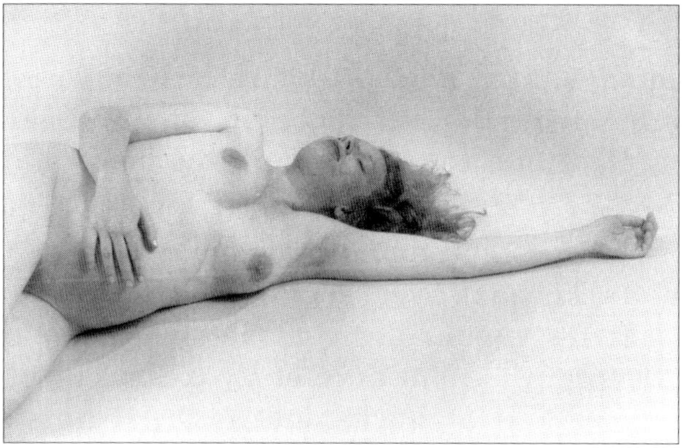

A - LE LÂCHER-PRISE

La détente est un état obtenu grâce à la pratique de la relaxation. En réalité, il existe plusieurs niveaux de détente : de la superficie jusqu'à la profondeur, du corps aussi bien que de l'être tout entier.

Le lâcher-prise, comme son nom l'indique, est au départ un acte, celui de lâcher une prise, qui se prolonge ensuite en un état. Si l'on ressent la nécessité de lâcher prise, c'est l'indication qu'il existe une prise, quelque chose que l'on retient.

Vous pouvez pratiquer cette technique de lâcher-prise pendant la grossesse, chaque fois que vous ressentez le besoin de lâcher quelque chose, une attitude, une habitude, une idée fixe, une émotion...

Mais cette pratique est surtout destinée à l'accouchement et en particulier à un moment précis de l'accouchement : juste avant la naissance de votre bébé.

En effet, lorsque vous êtes presque à dilatation complète, votre corps arrive au maximum d'ouverture, du col de l'utérus, des articulations du bassin, du périnée... Tout s'ouvre en vous, sur les différents corps, physique, énergétique, mental. Pour atteindre cette ouverture totale sur tous les plans de conscience, il vous faut **lâcher** au-delà de tout ce que vous aviez imaginé, encore, encore et encore...

Pour mieux comprendre l'enjeu, imaginez que vous êtes au bord de l'océan avec ses immenses rouleaux qui symbolisent les vagues des contractions. La plupart des femmes abordent la naissance et s'y préparent avec l'idée de « maîtriser leur accouchement ». Or, **il ne s'agit, en aucun cas, de maîtriser l'accouchement** mais de lâcher prise. Lorsque les dernières contractions arrivent, ce sont des rouleaux hauts comme des montagnes, qui soudain se dressent devant vous. Il n'y a aucune maîtrise possible. Si vous restez debout face à la vague, vous allez être roulée jusqu'à la berge et subir la violence de la vague de plein fouet. La meilleure attitude est de lâcher et de **vous laisser couler au fond de l'eau** pour laisser passer la vague.

Le lâcher-prise, c'est l'acceptation de couler. Certes, ce n'est pas toujours facile, surtout pour les tempéraments très volontaires qui ont besoin de tout maîtriser.

Il y a une peur à apprivoiser, à traverser. Certaines femmes l'expriment en criant : « Je ne veux pas mourir » ou : « Arrêtez tout, je ne veux plus accoucher »...

Lâcher prise est un **acte de confiance ;** c'est **dire oui à la vie**, aux forces vitales puissantes au-delà de tout, qui vous submergent ; c'est signer **un engagement sans condition à la vie**.

Au moment de l'accouchement, vous est posée la question : « Avez-vous une confiance sans limite dans les forces de vie ? » ou, formulée autrement : « Signez-vous le contrat d'engagement total dans la vie, en donnant naissance à votre enfant ? » Le moment où cette question vous est posée est un moment qui sort de l'ordinaire.

Aujourd'hui, assise tranquillement sur une chaise en train de lire ce livre, vous trouvez peut-être la question sans grand intérêt. Vous pensez peut-être qu'il est évident que vous signez, puisque vous avez désiré cet enfant !

Mais il ne s'agit pas de cela : il s'agit de faire l'expérience de cet état très particulier « d'ouverture sans limite » et dans cet état, de faire **un acte de foi, de crier un grand oui à la vie, inconditionnel**. C'est le plus beau cadeau que vous puissiez donner à votre enfant.

MYLÈNE

La pratique du yoga m'a permis de « lâcher » des tensions et des émotions que j'avais refoulées et laissé se déposer sur certaines parties de mon corps. Le fait d'amener de la conscience avec précision sur mon corps m'a permis de « lâcher prise » sur certaines émotions qui m'avaient fermée sur plusieurs plans.

Pratique du lâcher-prise

Contraction-détente

Allongez-vous sur le dos, les jambes repliées ; étirez la nuque, détendez les épaules et les bras. Prévoyez un tapis suffisamment épais pour ne pas vous faire mal.

- tendez un bras vers le plafond et contractez-le très fort ;

- lâchez prise et laissez tomber le bras de tout son poids sur le tapis.

Imaginez que vous débranchez le courant dans votre

bras : l'influx nerveux n'arrive plus... et vous laissez faire.

Au début vous aurez tendance à accompagner la chute du bras, à la frcincr. Persévérez jusqu'à sentir ce lâcher prise.

Si vous lâchez d'un seul coup la contraction, le poids du bras fait plier le coude et le bras s'allonge tout seul sur le sol.

Puis faites l'exercice de l'autre côté.

Vous pouvez faire la même pratique avec les jambes.

Allongée sur le dos, les jambes repliées :

- tendez une jambe vers le plafond, contractez-la très fort ;
- lâchez prise et laissez tomber la jambe de tout son poids sur le tapis.

Si vous lâchez d'un seul coup la contraction, le poids de la jambe fait plier le genou et la jambe s'allonge toute seule sur le sol.

Puis faites l'exercice de l'autre côté.

Entraînez-vous de temps en temps jusqu'à la naissance.

Lâcher-prise total dans la relaxation

Allongez-vous confortablement sur le dos. Vous pouvez mettre des coussins sous les cuisses pour détendre le bas du dos.

Relâchez les jambes, les bras. Laissez peser le dos sur le sol, le bassin, la tête. Sentez la respiration abdominale. Le ventre, l'utérus se détendent. Appréciez le calme intérieur qui vous envahit peu à peu.

- Soulevez très peu une jambe du sol, quelques centimètres pas plus ; le genou peut se plier légèrement ;

- puis lâchez net sur l'expiration ;

- faites l'expérience plusieurs fois avec le même membre puis passez à l'autre.

- soulevez, très peu également, un bras du sol, puis relâchez-le en expirant ;

- renouvelez plusieurs fois avant de passer à l'autre bras ;

- reprenez l'exercice en soulevant moins haut chaque membre ;

- reprenez une dernière fois la série complète en soulevant chaque membre au minimum, 1cm à peine. Savourez le lâcher-prise à chaque expiration.

La pratique complète consiste donc à soulever chaque membre à trois hauteurs différentes, jamais plus de quelques centimètres.

L'expérience du lâcher-prise se situe dans le retour du membre sur le sol et la détente qui suit.

Brigitte

Pour mes deux premiers accouchements, j'ai eu un moment de panique, juste avant la naissance, ce qui m'a beaucoup perturbée. Pour mon troisième enfant, au cours de la séance sur le lâcher-prise, j'ai senti que c'était ce que je n'avais pas réussi à réaliser. Aussi lorsque la peur est arrivée, j'ai pensé à lâcher prise au lieu de lutter dans mon corps, et instantanément, j'ai ressenti la détente. La douleur est redevenue supportable et j'ai enfin pu passer ce cap. J'ai eu pour la première fois, après cette naissance, un sentiment d'avoir « réussi l'accouchement ». Pour mes deux premiers enfants, j'ai gardé au fond de moi, pendant longtemps, le sentiment de ne pas avoir été à la hauteur. Cette dernière naissance a tout réparé !

Suggestions pour le quotidien

Le lâcher prise dans le lit

Le soir dans le lit, avant de vous endormir, soulevez à peine chaque membre et laissez-le retomber nonchalamment sur le lit : une jambe, l'autre, un bras, l'autre. Décollez à peine la tête et laissez-la s'enfoncer dans l'oreiller. Reprenez plusieurs fois la série complète pour approfondir le lâcher prise... si le sommeil n'est pas venu avant !

Le lâcher prise dans le fauteuil

Installez-vous confortablement dans un fauteuil : soulevez à peine un bras et laissez-le retomber de tout son poids, faites la même chose de l'autre côté et alternez plusieurs fois d'un bras à l'autre jusqu'à ce que vous soyez satisfaite du degré de lâcher prise. Observez alors la détente qui a gagné le reste du corps.

B - L'ENTRE-DEUX ACCÈS À UNE AUTRE DIMENSION

Il est dans la philosophie du yoga une « façon de voir », d'envisager les événements, qui change le vécu même de la situation et qui présente un grand intérêt pour l'accouchement.

Il s'agit de ne pas se focaliser sur l'événement, sur la contraction par exemple, mais au contraire, sur le temps de détente qui la précède et qui la suit.

En musique, c'est écouter le silence après chaque note ; en peinture, c'est regarder les espaces autour des objets. Il est facile de constater que l'expérience d'un morceau de musique ou d'un tableau en est modifiée.

Nous avons commencé à aborder une nouvelle dimension du temps, dans *L'Attente Sacrée* avec la proposition du yoga de « Vivre l'instant présent »[1]. La douleur de la contraction diminue si la future mère n'additionne pas les contractions mais en vit une seule à la fois, en mettant l'accent sur la détente qui suit.

Nous pouvons aller plus loin avec l'approche de ce qui est nommé « l'entre-deux » : porte d'accès à une nouvelle dimension qui modifie le registre des perceptions.

Le silence entre les bruits

L'habitude veut que notre attention soit attirée par les bruits, jusqu'à en éprouver une tension lorsque cette écoute est trop sensible. Chacun de nos sens est émetteur avant

1. *L'Attente Sacrée, 9 mois pour donner la vie*, chapitre 11, p. 209.

d'être récepteur. Nous sélectionnons d'abord le bruit, que nous entendons ensuite. La meilleure preuve en est l'expérience que nous avons toutes faite, d'être dans un endroit et de ne pas entendre un bruit parce que nous étions concentrées par ailleurs.

Faites l'expérience d'écouter les silences au lieu des bruits et constatez le résultat.

Lorsque vous vous délassez, entraînez-vous à écouter les silences entre tous les petits bruits du quotidien, entre les bruits de tuyauterie, entre les pas dans l'appartement du dessus, entre les voitures au-dehors, les chants d'oiseaux... Nourrissez-vous de ces temps de silence. Observez éventuellement des différences en particulier au niveau de la fatigue. Observez impérativement une progression dans cette pratique : au début consacrez seulement un moment chaque jour, passez à deux puis éventuellement à trois, seulement lorsque vous avez acquis de l'aisance.

Les espaces entre les objets

Le sens de la vue est aussi émetteur avant d'être récepteur, c'est-à-dire que vous choisissez ce que vous voyez. L'habitude veut que nous posions notre regard sur les objets.

Faites l'expérience de porter votre regard sur les espaces autour des objets et constatez le résultat. Pour observer un arbre, regardez l'espace autour du tronc, entre les branches, entre les feuilles. Intéressez-vous au volume de ces espaces, à la façon dont ils mettent en valeur chaque objet. Admirez l'espace du ciel, creusé par l'arbre.

Ne le faites pas trop longtemps au début car c'est un grand changement dans l'utilisation de vos sens.

La détente qui suit la contraction

Une fois que vous avez une bonne pratique de la respiration de la vague que vous utiliserez pendant la contraction, entraînez-vous à la relaxation et au lâcher-prise.

Vous pourrez alors envisager l'accouchement non pas comme une succession de contractions mais comme une succession de temps de détente.

Le plus important devient alors de **se relaxer,** c'est-à-dire d'agir en vue d'arriver à une qualité de détente de plus en plus grande. L'accouchement se vit ainsi comme une suite de relaxations réussies.

Dominique

Alors que j'étais obnubilée par les temps de contractions et la douleur lors de mon premier accouchement, je me suis attachée cette fois aux temps de repos et au bébé : vivre pleinement ces dernières heures d'intimité totale avec mon bébé, voilà le leitmotiv qui m'a le plus aidée, soutenue lors de ces heures qui, soudain, passaient alors presque trop vite !

Jannick

Dès que l'intensité de la contraction passe au maximum, je me réjouis : la détente va arriver. Et dès que la douleur est passée, j'ai une sensation très intense de détente, de bien-être en me disant : « Qu'est-ce que je suis bien là… » En fait, ***tout au long du travail, j'étais obsédée par ce mot détente****. Je ne pensais qu'à ça, que la détente allait revenir, et que j'allais être bien.*

Arrivée à la maternité, je suis à dilatation complète... Une sage-femme essaie de me piquer pour installer une perfusion, elle me demande de serrer le poing : c'est impossible, j'en ai tout à fait conscience ! J'arrive à peine à plier mes doigts. Quelle surprise ! En fait, je suis complètement molle et détendue. Ainsi la détente, ça marche et c'est même assez puissant. Même s'il ne faut pas rêver : au niveau de l'utérus, c'est plutôt tendu et douloureux. Mais il y a toujours ces courtes périodes de détente absolue, sur lesquelles je concentre toutes mes pensées et mon énergie.

Faire la détente

Lors de la pratique de la relaxation du type contraction-détente, le piège est de porter toute son attention sur la contraction plutôt que sur **le processus de relâchement**. Vivez la relaxation qui suit, en vous intéressant principalement aux sensations de détente qui suivent la contraction.

Allongée sur le sol en chien de fusil ou sur le dos, parcourez votre corps des pieds jusqu'à la tête. Faites de petites contractions des muscles, pour mieux appréhender le relâchement musculaire qui suit, en prenant tout votre temps.

Contractez légèrement les orteils du pied gauche ; prenez votre temps pour vivre le relâchement progressif des fibres musculaires. Contractez la plante de pied, détendez ; le mollet... la cuisse.

Suivez le même processus de l'autre côté avec la jambe droite en sentant les différentes phases de la détente.

Contraction-détente des fessiers, du dos, des épaules, du thorax, de l'abdomen, du périnée.

Contraction-détente des doigts de la main gauche, de la paume, de l'avant-bras, du bras de l'épaule, puis du bras droit.

Contraction-détente du cou, du menton, des joues, des narines, des yeux, du front, du cuir chevelu.

Savourez la détente qui suit chaque contraction, restez très présente, suivez-en toutes les phases du processus.

Sentez la détente de tout votre corps et appréciez en restant présente plusieurs respirations.

Cette pratique de la détente qui suit la contraction demande beaucoup de vigilance : d'une part pour ne pas retomber dans les habitudes qui mettent l'accent sur la contraction plutôt que sur la détente ; d'autre part, parce qu'il est courant de penser que pour se détendre, il suffit de cesser la contraction du muscle. Or cette pratique vous permet de découvrir qu'il n'est pas suffisant de ne plus contracter le muscle, mais qu'il s'agit de devenir actif dans la détente, de la **faire**. Le vécu est ainsi complètement transformé.

Pour faire la détente, maintenez votre attention sur la partie du corps que vous relâchez et continuez à relâchez encore et encore... Notez qu'au fil des secondes qui s'écoulent et grâce à votre présence en ce lieu, la détente s'approfondit par strates successives. La relation établie avec la partie du corps est comme un dialogue qui modifie progressivement le lieu et permet ainsi de passer des seuils de détente de plus en plus profonds.

Suggestions pour le quotidien

Les pauses de la journée

Vous pouvez organiser votre journée comme une succession de pauses après les diverses activités. Une fois que vous en avez organisé le planning, retenez essentiellement la qualité et la variété de vos moments de repos. Par exemple toutes les deux heures, faites un stop : en fonction des circonstances, faites de grandes respirations, étirez-vous, faites quelques pas, prenez une boisson, fermez les yeux et appréciez...

Lorsque vous passez d'une activité à l'autre, investissez le temps qui les sépare, faites-en le moment principal : vous pouvez utiliser les déplacements en voiture, en bus, à pied... pour vous détendre, pour respirer, pour observer la nature, pour apprécier la vie ...

Le soir avant de vous endormir, faites l'inventaire de ces moments de détente, de ces « entre deux » pour en améliorer la qualité le lendemain.

Chapitre 7.

L'ÉNERGIE DE LA VAGUE

Dans notre ouvrage précédent, « la respiration de la vague » est utilisée pour mieux gérer la douleur des contractions pendant l'accouchement. Il s'agit ici d'approfondir cette respiration et de mettre en évidence sa dimension énergétique. De nombreux exercices vous sont proposés pour ressentir l'énergie qui circule en vous : vous pourrez ainsi mieux utiliser l'énergie de la vague pour diminuer la douleur, même l'anesthésier complètement.[1]

Le jour de la naissance, l'énergie de la vague vous permettra d'accéder à la dimension énergétique de l'accouchement. Le chemin se fera au rythme des contractions, avec une augmentation progressive du taux vibratoire de votre énergie. Comme dans le parcours du labyrinthe, vous arriverez progressivement à un état d'ouverture sur tous les plans de votre être.

Puis au seuil de la transformation totale, grâce à un ultime lâcher-prise et à la « liaison à l'infini » décrite en fin de chapitre, vous pourrez vous préparer, dans un état de communion, de méditation, à recevoir l'initiation.

---

1. Voir également le chapitre 9, « La douleur : un chemin initiatique ».

ANNE

J'avais demandé une péridurale à 6 cm de dilatation pour mes deux premiers accouchements car je n'arrivais plus à me décontracter et que la douleur s'installait. Cette fois-ci l'alternance de la respiration de la vague et de la respiration abdominale m'a permis de m'installer dans un rythme régulier. J'ai pu marcher, m'asseoir, chercher et trouver les positions qui m'allaient le mieux : je me sentais bien et suis restée ainsi en contact avec mon bébé.

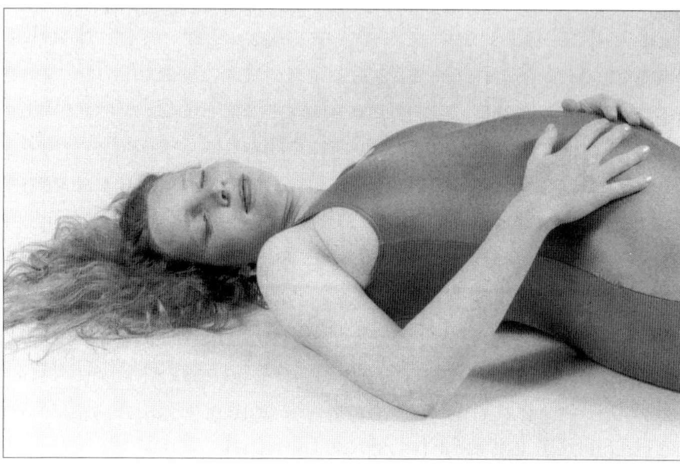

Sentir l'énergie

L'énergie fait partie intégrante de notre vie. La science nous dit que tout est énergie. En réalité il y a **des** énergies.

Qui, de nos jours, ne connaît pas l'acupuncture, n'a pas vu de schémas des méridiens du corps le long desquels circule l'énergie, n'a pas assisté à la télévision à la mise en évidence de ces trajets d'énergie par fluorescence ?

Au quotidien, vous vous êtes tous sentis un jour plein d'énergie et le suivant, en panne. Dans les sports, vous avez perçu l'énergie qui vous a permis de continuer votre pratique ou qui vous a fait défaut.

Il y a plusieurs types d'énergie, de la plus dense à la plus subtile. Vous pouvez en prendre conscience grâce aux pratiques suivantes.

JANNICK

... J'ai la conviction que les exercices de yoga ont été efficaces. Et surtout, cette fameuse respiration de la vague et le fait de se concentrer sur cette enveloppe d'énergie qui l'accompagne ainsi que la vague de détente que l'on envoie dans tout son corps. Je pense que cela m'a réellement aidée dans le contrôle de la douleur.

Sensibilisation à l'énergie

Nous vous proposons quatre façons différentes de mettre en éveil l'énergie en vous et d'en sentir les manifestations sensorielles.

Vous allez activer l'énergie dans une partie de votre corps :

- par des contractions musculaires statiques ;
- par des frictions ;
- par la concentration.

Dans chacun des exercices, vous procèderez de la même façon :

1. vous activez l'énergie dans un membre par une des trois méthodes et l'y faites circuler grâce à la respiration de la vague ;

2. vous comparez les sensations obtenues à celles de l'autre membre ;

3. vous activez l'énergie dans cet autre membre, grâce à la respiration de la vague ;

4. vous comparez l'intensité de vie dans un membre et dans l'autre, et observez si vous avez réussi à équilibrer les deux côtés.

Les contractions statiques

Installez-vous sur le dos, les jambes allongées, avec éventuellement un coussin sous les cuisses.

Prenez conscience de votre bras droit : sentez les doigts, la paume, le dos de la main, l'avant-bras, le bras, l'épaule et revenez à la perception globale.

1. Le but de l'exercice est de contracter l'ensemble des muscles du bras, en augmentant progressivement l'intensité de la contraction selon trois degrés, puis de détendre, en trois degrés aussi :

- le degré 1 : commencez à contracter ;

- le degré 2 : augmentez l'intensité de la contraction ;

- le degré 3 : contractez au maximum. Vous maintenez cette intensité maximum pendant 3 ou 4 respirations ;

- puis vous détendez, en repassant successivement par les trois degrés ;

- accueillez tout de suite les sensations qui se manifestent ;

- faites-le trois fois.

Puis, sentez la vie qui circule dans votre bras. La circulation du sang et de l'énergie qui sont liées, sont activées par ces contractions et se manifestent sous différentes formes. Selon votre tempérament, vous pouvez ressentir de la chaleur, de la fraîcheur, de la lourdeur, de la légèreté, des picotements, des fourmillements, des vibrations... un bras plus gros ou plus petit, plus long ou plus court...

Restez en relation avec cette manifestation énergétique, et pratiquez la respiration de la vague dans ce bras :

- à l'expiration, balayez le bras droit intérieurement, de l'épaule jusqu'à la main ;

- à l'inspiration, de la main jusqu'à l'épaule ;

- reprenez plusieurs fois.

Pratiquez pendant quelques minutes, puis cessez. Observez l'évolution des sensations dans ce bras. Leur intensité a-t-elle augmenté ?

2. Comparez ces sensations à celles de l'autre bras ; prenez conscience de la perception globale que vous avez de chacun de vos bras ; sentez la différence.

3. Vous allez maintenant activer l'énergie de l'autre bras de la façon suivante :

- inspirez en déplaçant la conscience, comme vous venez de le faire, de la main droite jusqu'à l'épaule droite ;

- en suspension poumons pleins, portez l'attention dans l'épaule gauche ;

- expirez en balayant le bras gauche de l'épaule jusqu'à la main ;

- puis inspirez dans le bras gauche, de la main jusqu'à l'épaule ;

- en suspension poumons pleins, venez dans l'autre bras ;

- expirez en balayant le bras droit de l'épaule jusqu'à la main.

Pratiquez cette respiration pendant plusieurs minutes.

4. Observez le résultat : le ressenti du bras gauche a-t-il évolué ? Comparez les deux bras. Avez-vous réussi à équilibrer les sensations de vie qui y circulent ? Si ce n'est pas le cas, reprenez les respirations jusqu'à l'équilibre.

Les frictions

1. Asseyez-vous les jambes allongées devant vous. Vous allez frictionner une jambe, la gauche par exemple. Mais vous pourriez tout à fait frictionner un bras :

- frottez vos deux mains l'une contre l'autre, puis frictionnez vigoureusement votre jambe gauche : les orteils, le pied, la cheville, le mollet, le genou, la cuisse, un long moment ;

- cessez, et allongez-vous sur le dos. Accueillez tout ce qui se manifeste dans cette jambe. Repérez les sensations dominantes et leur évolution.

Puis pratiquez la respiration de la vague dans cette jambe :

- à l'expiration, balayez la jambe, de la hanche jusqu'au pied ;

- à l'inspiration, du pied jusqu'à la hanche.

Pratiquez pendant quelques minutes. Faites circuler la vie que vous avez ressentie avec l'idée de la maintenir ou de l'augmenter. Observez le résultat.

2. Comparez cette jambe à l'autre : quelles perceptions différentes notez-vous à l'intérieur de la jambe, peut-être aussi à la surface ?

3. Activez la circulation de l'énergie dans l'autre jambe :

- expirez en parcourant la jambe droite, de la hanche jusqu'au pied ;

- inspirez en balayant intérieurement la jambe droite, du pied jusqu'à la hanche ;

- en suspension poumons pleins, venez dans la hanche gauche ;

- expirez dans la jambe gauche, en la parcourant de la hanche jusqu'au pied ;

- inspirez dans la jambe gauche, en la balayant, du pied jusqu'à la hanche ;

- en suspension poumons pleins, venez dans la hanche droite et reprenez le cycle.

Vivez plusieurs fois ce cycle complet jusqu'à essayer d'équilibrer les sensations des deux jambes.

4. Observez le résultat, comparez. Avez-vous pu activer l'énergie de la jambe droite grâce à la respiration de la vague autant qu'avec la friction ?

La concentration

Asseyez-vous en tailleur ou sur une chaise, en recherchant votre confort.

1. Prenez conscience de votre main gauche : sentez chaque doigt individuellement, le pouce, l'index, le majeur, l'annulaire, l'auriculaire. Sentez la paume, de la base des doigts jusqu'au poignet, le dos, de la même façon, puis le poignet. Pour activer l'énergie de la main, utilisez la visualisation d'un cercle :

- décrivez mentalement un cercle qui entoure toute la main ;

- diminuez très progressivement le diamètre de ce cercle pour n'entourer que la paume ;

- continuez à le diminuer pour aboutir à un point au centre de la paume ;

- appréciez, le temps de quelques respirations ;

- augmentez le diamètre du cercle lentement, en prenant tout votre temps pour n'entourer d'abord que la paume ;

- augmentez-le encore jusqu'à entourer la main tout entière.

Cessez l'exercice et accueillez les sensations de la main.

2. Comparez avec l'autre main. Repérez les sensations les plus fortes. Ressentez-vous des différences de chaleur, de volume, de vibration... ?

3. Pratiquez au choix une des deux techniques suivantes pour sensibiliser l'autre main. Vous pourrez comparer l'efficacité de chacune d'entre elles pour vous.

• Par la respiration :

- l'inspiration se fait dans la main gauche ;
- l'expiration dans la main droite ;
- l'inspiration suivante revient dans la main gauche ;
- l'expiration suivante dans la main droite...
- faites plusieurs fois ce cycle complet ;
- ressentez alors la main droite.

• Par la pensée :

- sentez la main gauche, puis la main droite ;

- par un phénomène d'osmose, laissez les sensations de la main gauche gagner l'autre main. Il suffit de les mettre en relation par la pensée, pendant plusieurs minutes.

4. Appréciez le résultat. Ressentez-vous la même intensité de sensation de vie, dans les deux mains ? Prenez le temps de comparer la perception de chaque main, son volume, la chaleur qu'elle dégage et toutes les sensations qui se manifestent.

Comment avez-vous vécu ces différents exercices de contraction musculaire, de friction et de concentration ? Quels sont ceux qui vous ont permis de mieux sentir l'activation de l'énergie en vous ?

Avez-vous perçu des énergies différentes : l'énergie plus dense des contractions, plus rayonnante des frictions, plus subtile de la concentration ?

Avez-vous pu équilibrer les sensations dans chaque méthode ?

MYLÈNE

Ce qui est formidable, c'est de sentir l'énergie circuler dans mon corps, et aussi d'arriver grâce à elle à en « masser » certains endroits.

La dimension énergétique de la respiration de la vague

Allongée sur le dos, **gardez en mémoire les sensations découvertes** dans les exercices précédents.

Reprenez la pratique de la respiration de la vague, en faisant circuler dans tout votre corps **l'intensité de vie** que vous avez ressentie : chaleur, vibration, fraîcheur, picotements... :

- de la tête vers les pieds à l'expiration ;

- des pieds vers la tête à l'inspiration ;

- faites-le plusieurs fois en respirant de plus en plus finement.

Vous venez de faire l'expérience d'une loi fondamentale du yoga :

Là où la pensée va, l'énergie va.

Cela signifie que la pensée consciente est le véhicule de l'énergie. La pensée, lorsqu'elle se déplace dans le corps, favorise, intensifie la circulation de l'énergie le long du trajet choisi.

Plus vous aurez conscience de la mobilisation de l'énergie, plus vos respirations de la vague seront source de transformation à chaque flux et reflux.

Pour affiner la respiration de la vague, deux conditions sont nécessaires :

1- Faire des déplacements de conscience **de plus en plus légers**, pour laisser **dominer la sensation des mouvements d'énergie** et non pas le déplacement de la conscience. Sentez-vous dans votre corps le mouvement très fluide de l'énergie qui accompagne le déplacement de la pensée ?

2- Faire des respirations de plus en plus fines et subtiles. Vous passerez ainsi de **la respiration,** qui est plus physique, à la dimension **du souffle,** qui est énergétique.

Dès que vous commencez à ressentir les mouvements d'énergie en vous et que votre respiration s'affine, la respiration de la vague passe d'un premier degré (celui qui est décrit dans notre premier ouvrage) à un deuxième, développé dans ce chapitre. C'est le début de la maîtrise de l'énergie. Chaque déplacement de conscience mobilise beaucoup plus d'énergie, ce qui rend la respiration de la vague beaucoup plus efficace.

Pensez à vous entraîner à pratiquer la respiration de la vague également dans les positions debout ou assise.

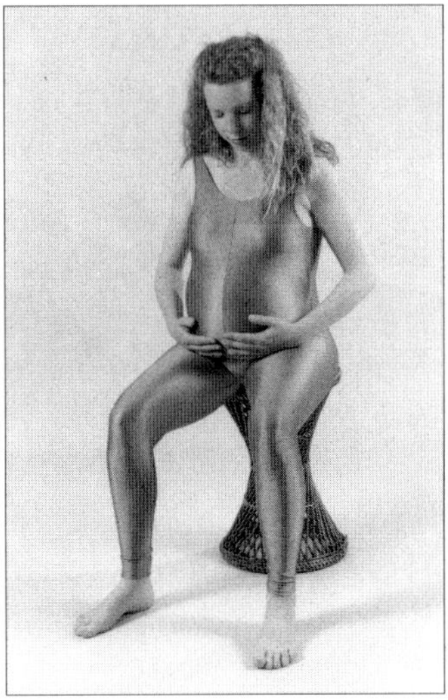

Claire

J'ai fait la vague pendant des heures..., heures paisibles et joyeuses... et je me suis sentie, à l'arrivée de Noé, traversée par une tempête de bonheur !

Laetitia

À chaque contraction, je m'immobilisais, je me concentrais entièrement sur ma respiration, et à chaque expiration, j'envoyais une vague de bien-être... exactement comme je m'étais entraînée de nombreuses fois lors des cours... Cette respiration de la vague, je la maîtrisais encore mieux que pour mon premier accouchement... Je la maîtrisais tellement bien que je ne me rendais plus compte que les contractions se faisaient de plus en plus rapprochées et qu'elles étaient de plus en plus violentes. À tel point que si mon époux n'avait pas pris les devants, j'aurais certainement mis mon bébé au monde à la maison ou dans la voiture ! !
Nous sommes donc arrivés à la clinique alors que j'étais à dilatation complète !

Les différents degrés de la respiration de la vague

Premier degré de la respiration de la vague

À ce niveau, vous ne ressentez pas encore les déplacements d'énergie dans votre corps et vous pratiquez une respiration encore assez physique. De plus votre concentration est limitée, votre esprit s'évade régulièrement. La respiration de la vague est tout de même efficace : elle atténue déjà la douleur et vous procure un bien-être appréciable.

Deuxième degré de la respiration de la vague

À ce niveau, la pratique persistante et quotidienne de ces respirations vous a permis de franchir un seuil.

• Vous **ressentez très nettement l'énergie** qui se déplace en même temps que votre conscience. Vous avez même la capacité de la faire circuler n'importe où dans votre corps pour dissoudre des tensions : dans le dos, dans les jambes, par exemple...Vous pouvez même l'activer localement en respirant dans un genou ou une épaule lorsque vous avez une douleur...

• Vous êtes passé d'une respiration physique à la subtilité du souffle. Vous commencez à entrevoir **l'art du souffle** : le nez module **un fin filet d'air** à chaque souffle. La respiration s'est **allongée** naturellement sans forcer : le temps de l'expiration s'allonge particulièrement pour devenir à peu près le double du temps de l'inspiration. Le rythme devient **régulier et calme**. Les **quatre temps** s'installent : expiration, une pause, inspiration, une pause.

• Votre **concentration s'est beaucoup améliorée**. Votre esprit est plus stable et est capable de rester présent tout le temps de la pratique des respirations. Les balayages dans le corps ne sont plus en pointillé mais en continu. La mobilisation de l'énergie est donc régulière.

Tous ces facteurs réunis permettent de mobiliser de plus gros volumes d'énergie. La dimension énergétique de la respiration de la vague que vous pratiquerez pendant les contractions a un pouvoir anesthésiant de plus en plus efficace sur la douleur. Pour les pratiquants avancés du yoga, il est possible d'obtenir **une anesthésie totale de la douleur**. Le résultat obtenu peut donc toujours s'améliorer avec la pratique.

ÉLISABETH

Je pratiquais le yoga de l'énergie depuis plusieurs années lorsque j'attendais mon deuxième enfant. J'avais l'habitude de faire des prises d'énergie à l'infini et de sentir cette énergie remplir mon corps et me recharger. Quelle ne fut pas ma surprise quand, enceinte, je refis cette pratique. L'énergie envoyée dans mon corps fut littéralement aspirée par mon bébé dans l'utérus. Il ne restait plus rien pour mon corps ! Je ne retrouvais plus le ressenti habituel de la chaleur de l'énergie qui m'inondait !

Communion à l'infini et méditation

Si vous avez déjà une pratique de la méditation, vous pouvez, pendant l'accouchement, de temps en temps, vous relier à l'infini comme précédemment et rester à l'infini en respirant très finement :

- vous inspirez au sommet du crâne ;
- vous expirez en montant à l'infini au-dessus de la tête ;
- restez à l'infini plusieurs respirations.

Appréciez l'ambiance.

Vous pouvez vivre cette communion à l'infini comme une prière qui vous aide à supporter les contractions de l'utérus. Puis lorsque vous revenez dans votre corps, pratiquez à nouveau la respiration de la vague dans tout l'espace intérieur.

Suggestions pour le quotidien

Personnalisez la respiration de la vague

Adaptez la respiration de la vague à vos besoins :
- si vous avez chaud ou froid, envoyez de la fraîcheur ou de la chaleur, à l'expiration jusqu'aux pieds et à l'inspiration, des pieds jusqu'à la tête ;
- si vous êtes fatiguée, envoyez des vagues d'énergie vivifiante, au rythme de la respiration ;
- si vous vous sentez sombre, envoyez des vagues de lumière ;
- si vous êtes énervée, envoyez des vagues de calme.

Le résultat de cette pratique dépend de votre capacité à établir le contact, autrement dit, à vous concentrer sur un support : la neige, l'eau froide, la chaleur du feu, la lumière du soleil... Par la suite, vous n'aurez plus besoin de support, vous pourrez extraire du support l'essence même du froid, du chaud, de la lumière...

Chapitre 8.

SE LIBÉRER DE LA PEUR

Il existe plusieurs sortes de peurs. Certaines nous sauvent la vie, celle qui nous fait sauter en arrière quand une voiture nous arrive dessus, celle qui nous donne une force colossale, à déplacer des rochers, pour sauver notre enfant... Ce n'est pas cette peur réflexe, instinctive, vitale et positive, qui est envisagée ici mais seulement la peur de l'accouchement, qui mine certaines et va parfois jusqu'à les faire renoncer à l'enfantement.

Analysons le processus de cette peur – le même que pour toutes les autres peurs. Une meilleure conscience de son fonctionnement permet de la comprendre, de l'apprivoiser pour l'éliminer avant même qu'elle ne s'installe. Quand elle a disparu, il ne reste plus que la douleur des contractions, douleur seulement musculaire, sur laquelle vous pourrez agir, grâce aux nombreuses techniques du yoga.

Libérée de la peur, vous pouvez accéder à un autre plan. Vous suivez votre transformation intérieure pas à pas, et pouvez accompagner votre bébé, communier avec lui avant sa mise au monde. Vous prenez conscience de la dimension spirituelle de la naissance.

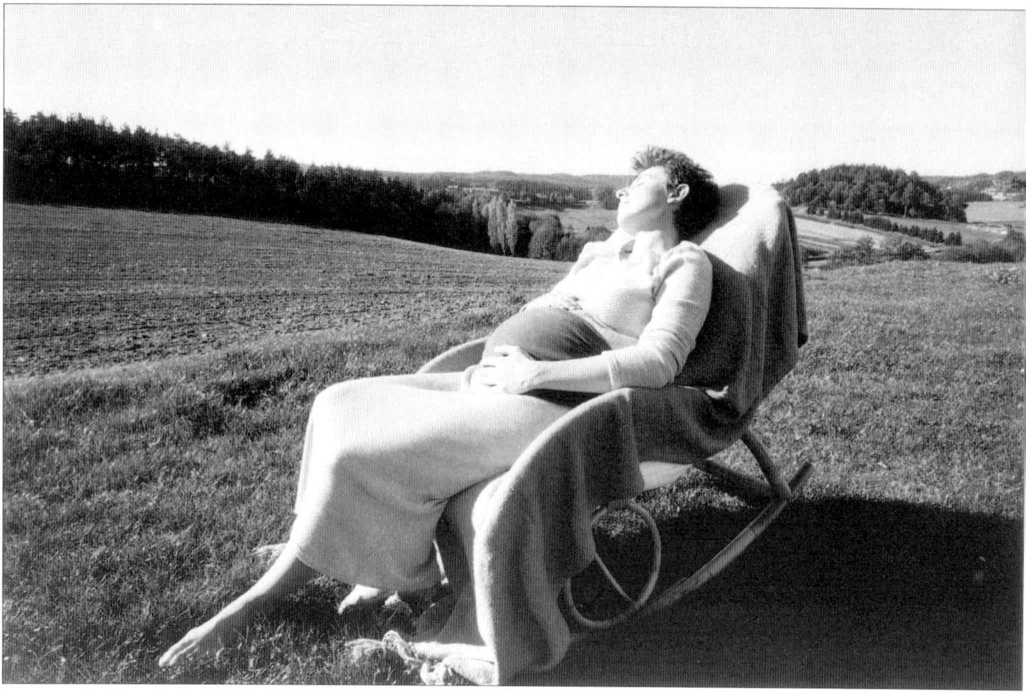

Le processus de la peur

Examinons ce processus : quelle que soit la cause de la peur qui vous envahit, vous pouvez observer toujours le même déroulement, que nous vous proposons d'analyser.

Vous avez à affronter telle épreuve — ici l'accouchement — et au lieu de l'accepter, d'y être totalement ouverte, de vous faire neuve pour l'accueillir en vous, vous vous mettez à envisager toutes sortes de possibilités, vous élaborez toutes sortes de scénarii. Si ce sont des pensées positives, heureuses, de bon augure, elles vous mettent dans les meilleures conditions : tant mieux ! Mais pour certaines femmes, cela devient comme une seconde nature de toujours envisager le pire. Prises dans leurs pensées, elles quittent alors la réalité. Toutes leurs idées préconçues, leurs

s'évanouissent, en un instant. **Tout ce qu'elle avait imaginé est faux.** Comme son fils, elle peut alors, elle aussi, dire au revoir à la grand-tante et l'embrasser. En **regardant la situation en face**, elle s'aperçoit qu'elle n'a plus peur, elle est même étonnée de constater que son regard sur la mort a changé : elle trouve sa tante belle ; il émane d'elle une sérénité qui l'apaise. L'horreur, le dégoût, la tristesse... tout s'est volatilisé avec la peur !

Cet exemple est riche d'enseignements. La mère a des idées préconçues sur la mort ; pas son fils. Elle a donc de l'appréhension avant d'arriver ; lui, non. Sa peur est le résultat de pensées, de « projections » élaborées par son mental, mais **qui ne correspondent à aucune réalité** puisqu'elle n'a jamais vu de mort. Le glissement de la réalité à l'idée que nous en avons se fait souvent à notre insu. Nous avons tendance à prendre nos élucubrations, de simples illusions, pour des réalités, du vrai. En fait nos pensées ne sont que du vent si elles ne partent pas du réel, n'y sont pas enracinées.

Le comportement juste est celui du fils **qui n'a pas de « projections »**. Il entre dans la chambre. **Il accepte la situation** : voilà, elle est morte. Comme il n'est pas paralysé par la peur, **il peut agir** et trouve l'attitude juste, les mots adaptés à la situation ; il lui dit au revoir tout simplement.

Le comportement de ce jeune garçon nous guide sur « ce chemin sans peur ».

Revenons à l'accouchement.

Les peurs de l'accouchement

Certaines peuvent éprouver de l'appréhension avant l'accouchement parce que c'est le premier. Elles se posent de nombreuses questions, s'inquiètent. Cette peur n'est souvent basée sur rien de concret : elles ont peur de l'inconnu, de souffrir ; elles se laissent piéger par leur imagination. Elles peuvent aussi avoir peur, parce que mère, sœurs, amies... leur ont raconté des accouchements difficiles. D'autres ont déjà eu des enfants et ont peur parce qu'elles ont mal vécu les naissances précédentes.

Écoutons différents scénarii de peur :

- **Constatation** : vous êtes en plein travail d'accouchement, concentrée sur vos respirations, et tout se déroule bien.

- **Pensées qui provoquent la peur** : tout se passe bien mais un rien vous remet en mémoire tel récit d'accouchement douloureux de l'une ou de l'autre. Vous n'êtes alors plus en prise directe avec votre propre accouchement. Ce souvenir vous coupe de votre réalité, et la peur vous envahit. Ces fameuses douleurs terribles dont on vous parlait, vous les imaginez, elles risquent de bientôt vous envahir. Plus vous y pensez, plus vous entretenez cette peur, qui augmente aussitôt la douleur.

- **Constatation** : voilà deux heures que vous avez des contractions, votre col est à un centimètre de dilatation. Tout va bien.

- **La pensée qui déclenche la peur** : « Il reste neuf centimètres pour arriver à dilatation totale. Deux fois neuf égalent dix-huit : il reste donc dix-huit heures de contractions : je ne supporterai jamais ! » Cette prévision sans fondement réel vous fait perdre confiance en vous : la peur augmente alors la douleur d'une façon radicale. « Vite une péridurale ! »

CHRISTINE

Les choses s'accélèrent, je suis dans un état méditatif actif, une espèce de transse. Je n'arrête pas de marcher de long en large tout en parlant. ***Aucune peur, plutôt une certitude et une sérénité****, venues je ne sais d'où, m'habitent.*
Je suis comme dans une bulle, seule avec mon bébé, et lui seul compte ; je dois préparer sa venue le mieux possible. Là, tous les cours de yoga me reviennent en mémoire au fur et à mesure des besoins. ***Je sais intuitivement tout ce que j'ai à faire****, et tout se déroule à la perfection : la Nature sereine accomplit son œuvre à l'intérieur de moi.*

CLAUDE, SON ÉPOUX

Tout est intuitif : elle savait, comme chaque femme sait, à l'intérieur, depuis la nuit des temps. Il leur faut simplement redécouvrir ce qu'elles savent.
Vu du côté paternel, je ne peux qu'être admiratif de la transformation de mon épouse qui, au fil des cours de yoga, prenait de l'assurance et oubliait cette peur d'accoucher qu'ont souvent les femmes en début de grossesse.

Le retour en soi

Dès que vous avez accepté la situation en totalité, c'est-à-dire votre part et la part de votre enfant, le premier pas vers la libération de la peur est de retourner en vous, dans votre maison intérieure, de **vous intérioriser**.

Vous n'aurez aucune action si vous restez à l'extérieur, en dehors de vous. Un esprit agité nous entraîne bien loin, si loin qu'il n'y a plus personne en nous. Imaginez que votre esprit se trouve au bout d'un élastique : retourner en soi, c'est tirer sur l'élastique et ramener son esprit à l'intérieur, dans sa maison, dans son corps, et y rester pour se stabiliser.

Utilisez la respiration pour vous poser en vous et sentez l'apaisement qui s'installe.

L'enracinement

Après ce premier mouvement de retour en vous, le deuxième mouvement est l'ancrage à la terre : c'est un mouvement descendant dans le corps jusque dans les pieds et au-delà pour s'enraciner[1].

Pour vous entraîner à éveiller cette force d'enracinement en vous, asseyez-vous dans une posture confortable, sur une chaise, un coussin ou un petit banc, et faites les respirations de la vague suivantes :

- à l'expiration, balayez votre corps de la tête à votre base et jusque dans la terre ;

- à l'inspiration, remontez de la terre et de votre base jusqu'au sommet de la tête ;

- à chaque expiration, enracinez-vous de plus en plus profondément dans la terre ;

- à chaque inspiration, érigez votre colonne vertébrale ;

- vivez cet enracinement jusqu'à ce que vous sentiez une certaine solidité en vous.

Puis prenez le temps d'apprécier.

1. Voir le chapitre « Les pieds sur terre » de *L'Attente Sacrée, 9 mois pour donner la vie.*

La présence

La solution pour ne pas se laisser envahir par des pensées négatives est de cultiver sa présence.

Si vous n'êtes pas présente avec toute votre conscience pendant l'accouchement, c'est votre inconscient qui prendra le pouvoir et vous ne savez pas ce qu'il peut faire surgir à votre insu. Dès que vous mettez de la conscience, vous pouvez agir. Mais pour agir dans le corps, il faut y être présent. Cultiver sa présence à chaque instant demande un investissement quotidien et de l'entraînement.

Chaque matin, avant d'ouvrir les yeux, venez en vous et restez présente quelques respirations. Ne pensez à rien : respirez, goûtez un court instant de calme, avant de vous lancer dans votre journée. Cultivez votre présence. Le soir avant de vous endormir, prenez du temps pour vous, simplement pour être là, présence à vous-même.

C'est cette qualité-là de présence que vous avez à installer chaque fois que vous faites le stop sur vos pensées de peur.

Passer à l'action

La naissance est vraiment un moment extraordinaire, et il est difficile de ne pas être dans l'événement, de ne pas être dans son corps. Cela arrive pourtant : ne vous laissez pas piéger, faites comme la chatte. La chatte qui fait ses petits, elle, n'a pas peur ; elle ne réfléchit pas, elle se laisse guider par son instinct, son vital. Vous, qui avez un mental, certes très précieux, ne vous identifiez pas à ce qu'il produit, à ses pensées, sinon vous quittez l'instant présent et vous vous retrouvez dans votre imaginaire, dans la peur.

Si vous êtes au cœur de l'action, de la sensation, la douleur diminue. Vous respirez, vous agissez pour l'apprivoiser. C'est la peur qui amplifie la douleur et qui la rend insupportable. Dès que vous êtes dedans, elle se transforme, comme nous le verrons dans le chapitre suivant.

Au moment de l'accouchement, **être présente**, c'est aller dans votre bassin ; **agir**, c'est y faire des respirations, détendre votre périnée, accompagner le passage du bébé...

Pour éliminer la peur, entraînez-vous à stopper les pensées négatives, restez dans l'expérience et agissez. La peur disparaît alors instantanément, car vous êtes dans l'action. Tout le monde a fait l'expérience : quand vous êtes dans l'événement, vous ne réfléchissez pas, vous agissez, vous n'avez pas peur. Par contre, lorsque vous êtes dans votre mental, vous vous coupez de la réalité, la peur arrive et vous perdez vos moyens.

ÉLIANE

Avant de commencer le yoga, je n'avais pas peur de ma grossesse mais du travail des contractions que j'allais vivre avant la naissance. Car, pour mon deuxième enfant la durée du travail a été de 15 heures. Lorsque j'ai commencé les cours de yoga et plus j'avançais, ***une confiance s'est installée en moi****. Je me sentais de plus en plus capable de vivre ces moments sans crainte. Je savais qu'il fallait que* ***je sois à l'écoute de mon corps*** *et que je mette en pratique les exercices et les conseils de cette préparation yoga, pour que ce moment soit le plus beau ! Quand je suis partie à la maternité, j'étais très décontractée. Tout s'est bien passé et sans péridurale. Toute ma vie je garderai un souvenir merveilleux de mon accouchement !*

ainsi les moyens de la dépasser et enfin d'utiliser cette énergie pour une transformation intérieure.

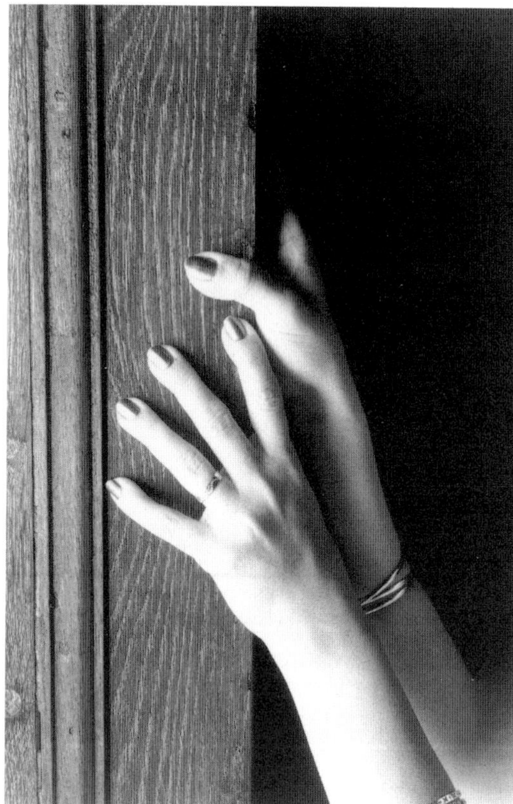

Les douleurs de l'accouchement

L'accouchement peut déclencher de nombreuses sensations douloureuses : douleurs articulaires, ligamentaires, d'étirement des tissus, douleurs musculaires, de la contraction utérine essentiellement.

Une douleur, qui est donc physique, peut quelquefois se transformer en souffrance si le mental intervient. Mais, en général, ce sont **de simples douleurs** que la femme va rencontrer au cours de son accouchement.

La douleur et la souffrance sont très différentes : elles ne se situent pas au même plan. Mettons-nous d'accord sur les termes employés.

La douleur

Même si les mécanismes à l'origine de la douleur sont d'ordre chimique et surtout neurologique, elle est avant tout, **une expérience sensorielle**.

La douleur est une sensation le plus souvent désagréable, ressentie physiquement, d'intensité variable d'une personne à l'autre pour une même stimulation et différemment, d'un jour à l'autre, pour un même individu.

En général la douleur est un signal d'alarme qui prévient d'une atteinte à l'intégrité de l'organisme et par voie de conséquence, un signal de défense. Elle alerte, fait réagir de façon réflexe, elle invite à agir de manière appropriée. Elle a un rôle positif, car elle est au service de la vie.

Le mécanisme physiologique de la douleur relève néanmoins d'un processus neurologique et chimique : la sensation douloureuse débute par la stimulation de récepteurs spécifiques avec production de médiateurs chimiques. Le message douloureux est alors conduit le long de fibres nerveuses jusqu'au cerveau, par l'intermédiaire d'autres médiateurs chimiques.

Au niveau des réactions automatiques internes, la douleur provoque le déclenchement de phénomènes nerveux du système autonome (orthosympathique et parasympathique) liés à la production de ces substances chimiques. Par exemple, les phénomènes de vasodilatation ou de vasoconstriction sont facilement repérables quand ils se

L'analyse des différents facteurs qui composent la douleur donnent des moyens d'action efficaces. Nous vous proposons, dans un premier temps, d'éliminer tout ce qui se surajoute aux sensations de l'accouchement et qui les amplifie, pour n'avoir ensuite qu'à gérer la douleur proprement dite des contractions.

L'intensité de la douleur n'est pas quantifiable, elle est subjective et varie d'une personne à l'autre et en fonction des circonstances.

Bien des éléments sont susceptibles d'agir sur l'intensité de la douleur pendant l'accouchement : examinons-les pour les modifier, voire les supprimer :

1. Le contexte culturel : « Tu enfanteras dans la douleur »

On entend souvent parler des douleurs terribles de l'accouchement : le célèbre « Tu enfanteras dans la douleur » continue à être véhiculé dans le conscient et l'inconscient de nombreuses femmes ! De plus, il est alimenté par toutes celles qui ont eu un accouchement difficile, et qui ont tendance à se précipiter sur les femmes enceintes pour leur raconter des horreurs, histoire de se décharger un peu de leur fardeau !

Dans certaines préparations à la naissance, ne sachant que dire de la douleur des contractions, il a été de bon ton d'employer des périphrases pour éviter de prononcer le mot « douleur ». Les femmes n'étaient pas dupes, bien sûr, mais au lieu de les rassurer, cette attitude n'a fait qu'amplifier leur peur d'avoir mal et a permis à tous les fantasmes d'horreur de se développer. On sait aujourd'hui combien le non-dit a de conséquences, et beaucoup plus graves que le fait de dire les choses tout simplement.

Quand on n'osait même pas prononcer le mot, les femmes pouvaient s'imaginer que cette douleur était si terrible qu'il valait mieux la cacher. Il est aisé de comprendre que ce comportement face à la douleur l'augmentait et pouvait même pour certaines réveiller la peur de mourir. Peur de mourir qui était bien réelle à une époque lointaine, mais qui n'existe plus aujourd'hui chez nous, grâce aux progrès de l'obstétrique et de l'hygiène. Pourtant cette peur reste présente.

Dans ce contexte, il faut saluer l'avancée qu'a été, après la guerre, la mise en place des premiers cours « d'accouchement sans douleur ». Cette préparation était un premier pas qui, comme le yoga, proposait de ne plus subir une situation mais de la prendre en main et d'agir. Le vécu de la douleur était de ce fait transformé.

Actuellement, on parle de la douleur des contractions dans les préparations à l'accouchement, mais malheureusement uniquement pour promouvoir la péridurale, en ignorant totalement tout autre expérience.

Compte tenu de cette « approche douloureuse » de la naissance, les femmes qui ont vécu un orgasme spontané au moment du passage du bébé osent à peine en parler. Elles ont souvent l'impression de ne pas être comme les autres : c'est le monde à l'envers !

Le fameux « Tu enfanteras dans la douleur » appartient à une époque où l'obstétrique n'existait pas et où l'accouchement était subi dans une ignorance totale. Pour éviter d'imaginer, de fantasmer par ignorance, d'accroître sa peur, qui joue un rôle capital dans la perception de la douleur, il convient d'avoir des connaissances simples et précises du déroulement de l'accouchement : d'anatomie, de physiologie, d'énergétique et de psychologie (dans le sens d'un vécu profond) afin de laisser place progressivement à « **Tu enfanteras dans la joie** ».

en compte le ressenti. L'attitude active de « prise en mains de sa vie, de sa santé » remplace une passivité lourde de conséquences. On ne dépose pas son corps sur la table d'accouchement comme on peut le faire pour une opération, en attendant tout du corps médical. Il n'y a que la mère qui puisse mettre au monde son enfant : les autres ne sont là que pour l'accompagner, la soutenir. C'est à elle de faire le travail.

Dès qu'une situation est acceptée, toute l'énergie est disponible pour agir.

3. L'environnement actuel : le refus de toute sensation forte

Nous sommes à une époque où, dès que la moindre douleur « se pointe », elle est matraquée à grands coups de médicaments. À force d'avoir peur de souffrir, on se coupe de son corps et on est surpris ensuite de ses disfonctionnements. Pour que le corps fonctionne bien, il lui faut une présence, il doit être habité.

Si pour une douleur minime, un mal de tête, une digestion difficile, une bonne fièvre, un éternuement, une douleur au genou, ou une insomnie passagère... vous avez l'habitude de recourir à l'aide extérieure du médicament, vous êtes dépendante et vous demanderez d'office la péridurale en arrivant à la maternité. C'est logique ! À moins de vous informer sur d'autres approches, comme le yoga, qui invitent à pénétrer dans la sensation, à l'apprivoiser, à installer un dialogue, à respirer, à observer son évolution et souvent sa dissolution...

Faites l'expérience d'une assise, de dix minutes tous les jours par exemple.

En tailleur, sur un coussin ou un petit banc, restez immobile : vous pourrez ainsi observer les sensations intérieures, partout où elles se présentent, jambes, dos... Prenez le temps de les ressentir, de les vivre avec précision. Constatez combien elles se modifient dès que vous en prenez conscience. Elles se dissolvent par moment..., reviennent..., s'intensifient..., disparaissent...

Vous ferez peut-être la grande découverte que **la conscience** que vous portez dans une partie de votre corps, agit et modifie en profondeur partout où elle va.

Puis, de petites sensations en plus grandes, vous sentirez qu'il n'est pas nécessaire de sauter à l'élastique, de marcher sur des braises... pour avoir des sensations fortes, pour vibrer, en un mot, pour se sentir vivre.

L'intensité n'est souvent pas valorisée dans notre culture. À part pour des « accros de l'intensité à tout crin » qui s'éclatent dans la pratique de l'escalade, du saut à l'élastique..., la norme est de chercher, dans de nombreux domaines, à réduire au maximum l'intensité. Pourquoi les sensations intenses, qui vous décoiffent, seraient-elles à éviter ? La question se pose. Dans les sports de glisse ou de l'extrême, on cherche l'intensité des sensations, et on cultive le dépassement de soi.

Et pour la naissance de son enfant, ce qui est un des moments les plus beaux de la vie, on prendrait des produits pour ne rien ressentir !

La vie nous fournit toute une richesse de perceptions qu'il est intéressant d'explorer ; les plus fortes, par les grands mouvements d'énergie intérieure qu'elles entraînent, transforment en profondeur. L'intensité et en même temps l'euphorie créée par les endorphines, font partie intégrante de ce moment exceptionnel.

Le déroulement de l'accouchement est très variable d'une naissance à l'autre. La meilleure préparation est donc d'accepter toutes les éventualités. Il n'y a pas vraiment de meilleur scénario et comme vous n'avez pas le choix, ne

jamais d'à-peu-près : une douleur lombaire n'a rien à voir avec une douleur des sacro-iliaques...

- Les douleurs articulaires des sacro-iliaques sont soulagées par toutes les postures d'ouverture de l'arrière du bassin, contrairement à la recherche de fermeture pendant la grossesse.

- Les douleurs articulaires de la symphyse pubienne sont peu violentes si vous avez assoupli ces articulations pendant la grossesse, en écartant les ischions. Si c'est quand même encore douloureux, respirez dans l'articulation : à l'expiration, avec l'idée de faire de l'espace à l'intérieur, à l'inspiration, pour l'ouvrir encore plus...

- Les douleurs ligamentaires disparaissent avec le mouvement : les bascules et rotations du bassin, dans toutes les positions qui vous font plaisir, sont très efficaces. Ne vous en privez pas.

- Les douleurs lombaires sont soulagées par les postures de chat et chien, de demi-pont, de massage des lombes, et bien sûr par les massages amoureux du papa !

- Les douleurs de l'accouchement par les reins. La particularité de cet accouchement est que les femmes ne ressentent rien dans le ventre, mais une douleur très vive au niveau des articulations sacro-iliaques. Il ne s'agit pas d'une douleur musculaire : elle est névralgique, due à la compression par l'utérus qui se contracte, d'un petit nerf à l'intérieur de cette articulation.

On rencontre ce type d'accouchement essentiellement dans deux cas : l'innervation particulière du bassin de la mère et la « présentation postérieure » du bébé, le dos contre le dos de sa mère.

Dès que vous constatez cette douleur caractéristique, si les contractions ne sont encore pas trop rapprochées, **une pratique de yoga qui ouvre les articulations sacro-iliaques est indispensable**. C'est une course contre la montre qui commence, car il faut une séance suffisamment longue pour commencer à ressentir un soulagement. Tant que vous pouvez bouger, continuez la pratique des postures d'ouverture du bassin.

Puis, lorsque vous aurez besoin de vous détendre, la position sur le dos est à proscrire, à cause de l'appui du sacrum sur la table qui le bloque. Il faut continuer à ouvrir l'arrière du bassin grâce à la posture de la feuille pliée qui soulage beaucoup, ainsi que toute assise avec le buste penché en avant. En général, les femmes trouvent toutes seules les positions qui les soulagent.

Sont bénéfiques aussi les respirations à l'intérieur du bassin, comme s'il se gonflait d'air, avec visualisation de son ouverture. Vous pourrez les alterner avec les respirations dans les articulations sacro-iliaques.

Un bain chaud ou une douche chaude soulagent énormément. N'hésitez pas à les renouveler lorsque vous êtes chez vous.

Autre possibilité : le massage par le papa de toute cette zone douloureuse. Choisissez la position qui vous convient et appréciez. C'est un soulagement immédiat. Ce massage doit être très vigoureux et appuyé, sur le bas du dos et le sacrum.

Vous pouvez en plus utiliser une huile de massage calmante, à l'arnica par exemple.

ISABELLE

Vers 6 heures du matin, les douleurs étaient si intenses que je ne trouvais plus de positions « agréables » ; j'étais recroquevillée, en chien de fusil. En fait la douleur principale était dans le bas du dos ; elle persistait en continu, sans détente ; les douleurs utérines, elles, étaient intermittentes.

L'organisme humain est très perfectionné et a son rôle personnel dans la gestion de la douleur : ayez confiance en ses capacités, car cette réponse naturelle de votre corps ne peut se faire que si vous ne l'entravez pas.

Laetitia

Superbe moment que celui de l'expulsion !
Quelle jouissance !
J'étais si présente au niveau de mon vagin que je pouvais sentir tout le corps de mon bébé en train de passer ; j'avais l'impression de le voir ! De le voir avec d'autres yeux !
Mon bébé est passé de la sortie de l'utérus à la sortie du vagin comme s'il avait descendu une piste de bobsleigh... très rapidement et avec une extrême facilité.

6. L'état physique : l'influence de la fatigue sur la douleur

La fatigue joue un rôle prépondérant dans le vécu de la douleur. Préparez-vous donc pour arriver en forme le jour de la naissance.

Pendant l'accouchement, pensez que vous avez un capital énergétique à gérer. Tout compte, ne gaspillez pas vos forces. Supprimez tout ce qui est inutile.

Préparez, en parlant avec votre compagnon, tout ce qui vous tient à cœur, et lâchez : faites-lui confiance, consacrez-vous à rejoindre votre enfant. À la fin, même parler peut être de trop.

Ne luttez pas, lâchez prise, acceptez cet état très particulier de liquéfaction, comme si votre corps, réduit à l'état liquide, se répandait... Appréciez, acceptez-vous dans cet état, n'ayez aucune crainte, c'est un peu comme l'eau qui dort, après la tempête. Cela ressemble à un épuisement extrême, que vous ne connaissiez peut-être pas. Il vous semble que vous ne pourriez même pas bouger un petit doigt.

Puis, on vous annonce que vous êtes à dilatation complète : vous ressentez bientôt l'envie de pousser et soudain, vous vous redressez avec une énergie à déplacer les montagnes. Vous êtes surprise de ces réserves insoupçonnées ? Elles font partie du mystère du processus de transformation qui s'opère en vous, nous le verrons ultérieurement.

7. Le mental et l'état d'esprit

Si nous n'avions pas de mental, chaque contraction serait efficace, elle ouvrirait le col et presserait le bébé vers la sortie. Rien ne s'interposerait entre le fonctionnement du corps et le résultat : la mise au monde du bébé. Le corps déverserait, dès que le signal chimique serait donné, ses doses d'endorphines pour atténuer la douleur.

Le yoga vous aide à rejoindre, à vous rapprocher, pendant l'accouchement, de ce vécu vital. Le corps de la femme n'a rien à apprendre, il sait accoucher. En rétablissant le contact avec son corps, la future mère peut retrouver cette confiance naturelle dans son organisme, l'intelligence de son corps.

La pratique du yoga permet de revenir dans son corps, de l'habiter, de sentir l'énergie vitale, de doser et d'orienter sa sensibilité et de contacter sa confiance naturelle dans les forces de vie. C'est là une base solide au bon déroulement de l'accouchement.

Catherine

Je dois dire que les séances de yoga m'ont été très utiles sur le plan physique comme sur celui du mental. J'ai même fait des envieuses parmi les élèves sages-femmes, qui m'ont dit après qu'elles feraient du yoga pour leurs accouchements !

Tout le monde sait aujourd'hui qu'**une préparation mentale** influe sur le résultat, dans les sports, les examens, les rencontres importantes…

Toute préparation à la naissance devrait intégrer cette donnée. Être bien dans sa tête pendant la grossesse favorise l'accouchement. On peut déjà s'y préparer les mois précédents, et y mettre l'accent quelques semaines, quelques jours, avant la naissance.

L'attitude psychologique dans laquelle vous vous trouverez le jour « J » est déterminante. Écoutons deux témoignages à ce sujet :

Josette

J'attendais la naissance d'un jour à l'autre. J'étais tout à fait confiante et sereine. Dimanche soir, j'ai eu de petites douleurs dans le ventre comme pour mes règles. Je n'ai pas fait le rapprochement avec la naissance. C'était mon premier enfant, et j'attendais ces fameuses contractions sans savoir à quoi elles pouvaient ressembler. Lundi matin, toujours rien, si ce n'est ces douleurs de règles. J'ai décidé de prendre un bain, pour me relaxer, quand j'ai eu subitement envie de pousser. À partir de ce moment-là, tout s'est passé très vite, et j'ai juste eu le temps d'arriver à la maternité pour accueillir notre fils !!!

CATHERINE

La naissance de mon premier enfant a été horrible et surtout très longue : trois jours de contractions. Le premier jour, j'avais de petites contractions pas très régulières. Je suis allée à la maternité. Je fus déçue d'apprendre que le col était toujours fermé. Toutes ces contractions pour rien ! Je suis revenue à la maison. Le deuxième jour toujours la même chose ! J'en avais marre d'attendre. Le troisième jour, je n'en pouvais plus, j'ai demandé une péridurale. J'ai tout de suite été soulagée, mais il a encore fallu vivre trois heures de contractions avant la naissance. Je n'aurais jamais imaginé une telle longueur. Heureusement tout s'est bien passé, un beau garçon de 3kg100.

Il est évident que ces deux femmes n'étaient pas du tout dans le même état d'esprit.

La première n'avait pas fait la relation entre le mal de ventre et les contractions : elle a vécu tout son travail tranquillement chez elle, sans s'en apercevoir. Elle est même surprise que le bébé arrive si vite.

La deuxième au contraire, dès la première manifestation de contraction, s'est « mise en travail dans sa tête », bien avant qu'il ne démarre réellement.

La conclusion est qu'une même intensité de travail, peut être très bien vécue par une femme détendue comme dans le premier exemple ou devenir un cauchemar pour une femme anxieuse.

Par contre, avec une bonne préparation dans son corps et dans sa tête, la future mère du deuxième exemple peut obtenir une nette amélioration du vécu de son accouchement.

Que faire pour trouver l'état d'esprit favorable le jour « J » ?

C'est peut-être d'une évidence enfantine, mais comme il n'est pas courant de s'occuper de son état d'esprit, on n'y pense pas assez : autant le préciser.

HÉLÈNE

La naissance de mon premier enfant avait été très longue et traumatisante. Pour ma deuxième grossesse j'étais très peu sereine. Les derniers mois j'étais irritable et impatiente. J'ai compris alors que mon état d'esprit était dû au traumatisme laissé par mon premier accouchement. Inconsciemment mon corps et mon esprit avaient gardé en mémoire les heures de souffrance et j'avais très peur de devoir repasser par là.

Plus le terme approchait et plus mon angoisse augmentait. J'ai alors utilisé les techniques de yoga pour prendre conscience du col et favoriser son ouverture. J'ai également préparé mon périnée dans le but d'éviter une seconde épisiotomie. Une nuit, j'ai rêvé de l'accouchement : il se passait sans douleur !

Le lendemain matin, les premières contractions douloureuses sont arrivées vers 8h30. J'ai pris un bain. À midi je suis allée à la clinique : le col était ouvert à 8 cm. Mon enfant est né à 13h10 sans péridurale, sans forceps, sans épisiotomie. Il est né comme dans mon rêve, pas totalement sans douleur, mais la rapidité des opérations m'a permis de gérer au mieux les douleurs qui n'ont été difficiles que pendant 1 heure…

8. La gestion du temps

La durée de l'accouchement joue un grand rôle dans la tolérance à la douleur. Chaque femme a un seuil, qui fait que la contraction supportable à un instant devient intolérable quelques minutes plus tard, pour la même intensité bien sûr.

Pour ne pas atteindre ce seuil, la gestion du mental est capitale. Nous avions déjà, dans l'ouvrage précédent parlé de l'importance de vivre l'instant présent. Le secret, pour pouvoir vivre dans la durée les douleurs des contractions est de ne pas les additionner. À chaque instant, vous vivez l'unique minute de contraction que vous avez à gérer, grâce à vos respirations de la vague. Vous la vivez chaque fois comme la première. Si vos respirations vous permettent d'atténuer la douleur d'une contraction pendant une minute — et c'est très facile à vérifier — c'est gagné.

Vivez chaque contraction à neuf, comme la toute première.

La qualité de la détente qui suit la contraction est déterminante, elle vous permet « de remettre les compteurs à zéro ». Pensez à être active pour **faire la détente**, comme nous l'avons vu dans le chapitre sur la relaxation.

Laetitia

... Ainsi le travail avançait et le temps passait sans que ce soit pénible pour moi. J'étais complètement en dehors du temps...

Dominique

La précieuse gestion du temps

Accoucher « avec ou sans » ? J'étais bien tentée d'essayer « sans », mais je n'étais absolument sûre de rien ! Si mon désir intime s'est finalement accompli, je pense que c'est en grande partie grâce à la gestion du temps pendant toute la phase de travail, ainsi qu'à l'état d'esprit dans lequel j'étais. Des premières contractions à l'expulsion, il s'est effectivement écoulé 9h, à peu près autant que pour mon premier accouchement. Mon sentiment est qu'on ne « tient » pas tout ce temps sans une certaine « stratégie ». Car au-delà de l'émotion d'être au seuil d'un moment unique et magique, c'est bien de « méthode » dont il me semble s'agir aussi.

Béatrice

Les premières contractions ont commencé vers 1h du matin ; puis vers 7h, elles se sont intensifiées, tous les quarts d'heure. Je me suis occupée à préparer ma valise le matin. L'après-midi la visite de copains m'a permis de ne pas voir le temps passer et de ne pas me focaliser sur le travail en cours. Je passais donc la journée bien occupée à discuter et à plaisanter. Le soir nous étions invités ; je décidais de ne pas refuser l'invitation. Cette soirée fut très agréable, j'étais très détendue. Nous sommes rentrés vers 23h. Je me suis reposée un peu, quoique avec les contractions cela fût bien difficile. Nous sommes partis vers 3h du matin pour la maternité. Quelle ne fut pas ma surprise d'apprendre que le col était dilaté à 6cm. Pour un premier enfant, j'étais vraiment heureuse. Je suis d'ailleurs quelqu'un de sceptique et je reconnais aujourd'hui que c'est grâce au yoga que j'ai pu tenir aussi longtemps !

JANNICK

Quand la contraction commence, je me concentre sur le fait qu'elle ne va durer que très peu de temps (une minute, ce n'est rien du tout) et qu'ensuite viendra la détente.

... Je pense à la péridurale et je l'appelle de tous mes vœux. En effet, j'ai horreur de souffrir. L'idée de la douleur m'angoisse. Chez le dentiste par exemple, vis-à-vis duquel j'éprouve une demi-phobie depuis que je suis toute petite, je me rue sur les anesthésies, contrairement à toi Martine !
... J'arrive à la maternité et je dis que j'ai déjà très mal. Et là, douche froide, la sage-femme me dit qu'il va falloir patienter car les deux anesthésistes sont pris par des césariennes ! J'ai peur et j'angoisse. La sage-femme m'examine et surprise divine : elle m'annonce que je suis à dilatation complète et que je vais accoucher rapidement. La péridurale ne sera d'aucune utilité. Cette bonne nouvelle me soulage de façon extraordinaire. Tout d'un coup, la détente revient et je me sens à nouveau très bien. Même si les contractions sont très violentes, je sais qu'il n'y en a plus pour longtemps. Je vis des moments où se mêlent bonheur et angoisse : comment cela va-t-il se passer ? Est-ce que je vais être capable de supporter cette douleur, même courte ?
...J'ai poussé trois fois et Tom est né...
Elle est incroyable cette naissance, incroyable ! Tout s'est passé si vite, l'expulsion a duré à peine 10 minutes !
...Prochaine étape pour moi : aller braver mon dentiste et ses instruments de torture, et voir si j'arrive à jouer la carte de la détente. Comme j'en doute à l'avance, il y a fort à parier que ça ne marchera pas : rien que de penser au bruit strident de cette fraise, j'ai déjà mal !

9. La péridurale : réponse à la peur

En vingt ans d'accompagnement de naissances par le yoga, je n'ai jamais rencontré une femme qui m'ait dit que la douleur pure de la contraction était vraiment insupportable. Les difficultés viennent de tout ce qui se rajoute : la durée de l'accouchement, l'épuisement, des conditions extérieures particulières ou une souffrance soudaine.

Les vécus les plus difficiles sont ceux de femmes submergées de souffrance, pas de douleur. C'est dans ces cas-là que la péridurale peut être une aide précieuse, mais c'est rare.

Depuis quelques années, je demande systématiquement pour quelles raisons les femmes ont demandé la péridurale.

Beaucoup répondent qu'elles la demandent parce qu'elles ont **peur de ne pas supporter la suite de l'accouchement** et non pas parce qu'elles ont très mal au moment de la décision. En dehors de la souffrance, ce n'est pas la douleur, mais **la peur de la douleur** qui prime dans la demande de péridurale.

Il y a toutes les autres demandes respectables, mais qui n'entrent pas dans l'étude ; les péridurales de confort, les déclenchements avec péridurale.

Certaines se disent très douillettes, pensent ne supporter aucune douleur : elles choisissent la péridurale. Le choix vient d'elles ; elles seront donc en accord avec elles-mêmes. Leur choix est respectable aussi. Encore que la sensibilité à la douleur ne soit pas une fatalité : il n'y a pas les douillettes, qui seraient nées ainsi et les autres qui auraient la chance de ne pas l'être. Nous avons toutes la capacité de faire varier notre sensibilité à la douleur : il suffit de s'y entraîner, nous l'avons vu.

Une grande majorité hésite. Elles veulent essayer sans péridurale, et prendre la décision en fonction du déroulement de la naissance. C'est tout aussi respectable, mais attention à ne pas se laisser influencer.

« On a fait beaucoup de progrès à notre époque, vous dit-on : grâce à la péridurale, on ne laisse plus les femmes souffrir ! ». Ou bien : « Vous ne voulez pas souffrir : je vous prescris donc la péridurale »...

Et face à un médecin qui a peur de la douleur, qui est attaché à certaines contingences plus matérielles de rentabilité, vous n'avez guère le choix, surtout si vous n'êtes pas déterminée à la refuser.

Or, on sait combien ce « vol de l'accouchement » peut être lourd de conséquences pour la femme elle-même (dépression) et pour sa relation à l'enfant et à son conjoint.

Enfin, il y a celles, plus rares, qui ne veulent pas de péridurale. Au lieu de trouver en face d'elles, de l'aide et du respect, elles doivent souvent se battre.

Il y a encore beaucoup à faire dans l'écoute et le respect du patient.

Béatrice

Je suis arrivée à la maternité, j'étais à 6 cm de dilatation. J'ai refusé la péridurale que la sage-femme m'a proposée. Une heure plus tard, elle m'examine, je suis à 9 cm. Elle me propose à nouveau la péridurale. Sous le coup de la fatigue, j'accepte. Une femme anesthésiste entre dans la salle, ne dit pas un mot, même pas bonjour. J'ose lui poser la question suivante : « Pourriez-vous ne pas trop doser la péridurale, pour que je sente passer mon bébé ? » Elle me répond : « C'est trop tard ! Il fallait y penser avant ! Avec un col ouvert à 9 cm, on ne peut plus rien doser ! » J'ai failli lui dire de tout arrêter ! C'est alors que j'ai ressenti un engourdissement de tout le bas de mon corps. Je n'ai pas du tout aimé cette sensation de paralysie au niveau des jambes. Je nc pouvais plus bouger et quand je les touchais, j'avais l'impression d'avoir plein de fourmis. Les contractions se sont arrêtées, la péridurale a stoppé tout le travail pendant 3 heures !

LAETITIA

Je dois dire que je suis très heureuse d'avoir vécu cette deuxième naissance sans péridurale, sans perfusion, et sans épisiotomie... Je suis fière de moi, fière de ne pas être passée à côté de cette fabuleuse expérience !

10. Cultivez le plaisir

L'intensité acceptée et accueillie sans appréhension favorise la production des endorphines, qui provoquent le plaisir. Notre culture qui cherche à tourner le dos à la douleur et qui falsifie ainsi le fonctionnement naturel du corps, a aussi bien des problèmes avec le plaisir qui lui semble suspect. Le plaisir, le plaisir dans l'effort, le plaisir dans l'intensité, sont à cultiver... tout comme vous vous entraînez à la respiration ! Et là aussi variez, « variez les plaisirs ».

Que pour vous, joie, satisfaction, contentement, sourire, jouissance, amusement, éclat de rire, plénitude, débordement... soient, deviennent des expériences personnellement savourées à leur juste différence.

La douleur des dernières contractions

L'alternance de la respiration de la vague, avec ses différentes variantes, pendant les contractions, et des respirations, abdominale, vaginale ou de l'utérus, pendant les phases de détente, permet pour la majorité des futures mères de vivre le travail des contractions jusqu'à l'expulsion.

Certaines éprouvent néanmoins le besoin d'une nouvelle technique pour passer le cap des contractions qui précèdent la dilatation complète.

Ces contractions sont de nature différente. Elles sont plus intenses, et surtout accompagnées de sensations nouvelles, d'écartement du bassin en particulier. Mais la sensation qui surprend peut-être le plus est comme un début de poussée vers le bas. Attention : je ne parle pas encore du réflexe de la poussée de l'expulsion, mais d'une contraction qui donne la sensation de « tout défoncer vers le bas ». Ce qui surprend le plus, c'est la force colossale de ces dernières contractions. Elles peuvent réveiller l'angoisse de ne pas « tenir le coup » et d'être emportée par la vague, terrassée... Les femmes les ressentent comme plus douloureuses, mais, en fait, c'est la rupture dans le rythme des contractions toutes semblables qu'elles maîtrisaient, qui les surprend, les dérange et les fait sortir de leur concentration, efficace jusque là.

À ce moment, elles ne peuvent plus retrouver l'état antérieur, leurs respirations de la vague. Une possibilité nouvelle se présente alors pour passer ce cap, qui dans le temps est très court.

La liaison à l'infini

Si vous avez déjà une pratique de la méditation, vous pouvez pendant ces dernières contractions, vous relier à l'infini et rester dans ce nouvel espace en respirant très finement :

- vous inspirez au sommet du crâne et vous expirez en montant à l'infini au-dessus de la tête ;

- restez à l'infini plusieurs respirations et appréciez l'ambiance ; vous pouvez vivre cette communion à l'infini comme une prière qui vous aide à supporter la nouvelle intensité des contractions ;

- puis lorsque vous revenez dans votre corps, vous pratiquez à nouveau la respiration de la vague dans tout l'espace intérieur.

Cette pratique vous permet de quitter votre corps par la pensée et ainsi de mettre de la distance avec la douleur de la contraction. Pendant ce temps, votre corps peut, sans être freiné, continuer et terminer la dilatation du col pour arriver à l'expulsion.

Vous avez aussi à votre disposition deux autres techniques : la technique du stop ou celle du vide.

Lorsque vous repérez la sensation nouvelle des dernières contractions, venez dans la cavité abdominale et visualisez l'utérus qui se met en boule en se contractant.

Trouver du sens : un chemin initiatique

Pour accepter la douleur de la contraction, il s'agit de comprendre le sens de ce travail et des transformations intérieures de la mère et du couple.

Les contractions ont pour but d'ouvrir le col de l'utérus et de pousser le bébé vers la sortie, rôle essentiel à un premier niveau.

D'autre part, l'ouverture du corps de la femme, scandée par les contractions, permet l'expérience d'une expansion de conscience, d'une communion avec l'enfant, pendant laquelle un message peut lui être transmis : **l'appel à la vie**.

L'intensité des contractions, leur rythme régulier, permettent de grands et puissants mouvements d'énergie qui bouleversent en profondeur l'état intérieur de la femme et l'aident à changer de niveau de conscience. L'intensité de la naissance est donc une bénédiction : elle permet de passer d'un état ordinaire à un état « extra-ordinaire » : elle atteint à la dimension **d'initiatrice de la Vie**.

La femme peut ainsi faire l'expérience d'une dimension beaucoup plus large, qui modifie à jamais son regard sur la vie. Certaines femmes rapportent des récits très semblables à ceux des comas dépassés.

Claudie

... J'étais contrariée par la présence du médecin qui ne voulait pas me laisser accoucher comme je le voulais... Quand soudain je n'ai plus ressenti de douleur. J'avais la sensation de ne plus être dans mon corps. J'ai eu très peur, peur de ce qui m'arrivait, peur de ne plus rien maîtriser, peur de mourir même. Je regardais les sages-femmes qui

s'affairaient, je voulais leur dire qu'il se passait quelque chose d'anormal mais je n'arrivais plus à prononcer une parole. Puis j'ai senti mon bébé arriver sans aucune douleur. Mon sexe s'est ouvert et j'ai pensé un peu naïvement combien était immense cette ouverture. J'étais vraiment observatrice de moi-même, comme détachée, comme si je profitais de ce moment et j'en ai vraiment profité ! J'ai bien senti la tête puis le corps de mon bébé « couler » hors de mon corps. J'ai eu alors cette image de la mise bas des animaux, je me suis sentie animale ! Je me suis légèrement relevée pour mieux voir mon bébé, ma fille, puis, je me suis recouchée et j'ai pleuré d'émotion en répétant « J'ai réussi ! J'y suis arrivée ! » J'avais tellement eu peur de ne pas y arriver justement. J'ai vraiment vécu une expérience unique. Je pense et j'aime à penser qu'au moment de donner la vie, j'ai fait une expérience de la mort et ***étrangement cette expérience m'a apporté le calme, la sérénité, le détachement*** *dont j'avais tant besoin alors.*

Néanmoins ne cherchez pas à faire une expérience spécifique, ce serait une erreur. J'ai conscience qu'en lisant ce paragraphe, vous allez être tentée par cette expérience et que vous risquez d'être déçue si ce n'est pas pareil.

Toute naissance est unique parce que vous êtes unique. C'est le sens qu'elle prendra pour vous et votre compagnon qui est le plus important.

L'accouchement et la naissance sont des occasions uniques de transformation, de remodelage intérieur : saisissez votre chance au lieu d'avoir peur ! Cela suppose un retournement complet de la façon de les aborder.

Suggestions pour le quotidien

Chaque fois qu'une petite douleur se présente, testez vos techniques de yoga :

- *d'abord acceptez-la, sinon vous ne pouvez rien faire d'autre que de prendre un antalgique ;*
- *entrez dans le lieu de la douleur et ressentez avec beaucoup de précision tout ce qui s'y passe : chaleur, picotements, fraîcheur, élancements, pointes d'aiguilles... ;*
- *respirez au cœur des sensations, expirez sur la douleur pour détendre ;*
- *faites la respiration de la vague dans tout le corps pour diluer la douleur.*

Chapitre 10.

LA LIGNÉE DES MÈRES

Nous vous proposons de prendre conscience successivement de trois « corps » qui jouent un rôle pendant la grossesse et la naissance :

- le premier corps est celui de la lignée familiale, de l'arbre généalogique ;

- le deuxième est celui que constitue l'ensemble de toutes les mères de la planète ;

- le troisième, plus large encore, est celui du Principe Maternel Universel.

L'appartenance à une lignée familiale

Souvent l'attente d'un enfant permet à la femme et au couple de prendre conscience de son appartenance à une lignée familiale de mères.

La lignée des hommes a autant d'importance, mais le réseau masculin s'éclaire pour une femme à des moments différents : lors du choix de son compagnon, par exemple. Pendant la grossesse, c'est la lignée des mères de son arbre généalogique qui s'éclaire, se met en relief. Ce sont quelquefois les traits négatifs de l'hérédité qui restent vivaces (perte d'un enfant, viol, avortement...) ; ou l'aspect

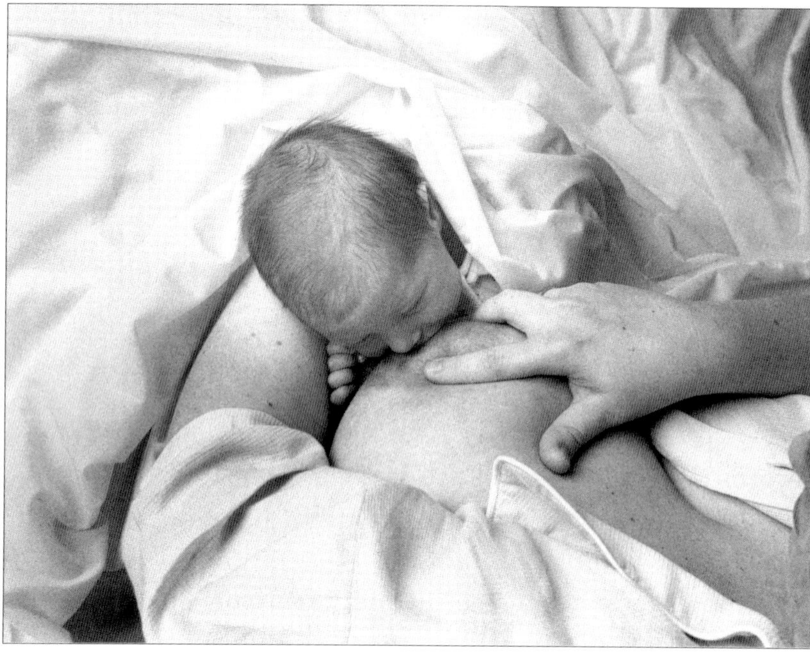

tribu fermée. On se sent accablée sous le « poids des ancêtres ».

Vous pouvez investir votre lignée d'une façon nouvelle, créatrice et énergétique. Vous vous nourrirez ainsi de tous ses aspects et vous pourrez même en trouver le sens pour vous. Qu'est-ce qui vous lie à ces femmes situées à des générations au-dessus de vous ? Il est souvent troublant de reconnaître les points communs que l'on a avec sa lignée. Mais la philosophie du yoga est novatrice, car vous faites cet état des lieux, non pas pour vous enfermer ou cristalliser, figer, durcir certains éléments comme une fatalité, mais pour vous en libérer en en prenant conscience, pour permettre à l'énergie de circuler à nouveau. Vous créez ainsi une circulation nouvelle dans le réseau de l'arbre généalogique que vous lèguerez à votre descendance.

Ce travail profond permet parfois de trouver un sens nouveau aux événements, un sens libérateur. Un problème a toujours deux faces : le côté négatif cache un aspect positif, qui permet un dépassement de soi et peut ouvrir des portes que l'on ne voyait pas lorsqu'on se trouvait englué dans la problématique.

Dans la philosophie du yoga et aussi dans la science, tout est énergie, les êtres vivants, les animaux, les éléments de la nature, les événements... C'est notre mental, limité, qui sépare passé, présent, futur. Mais si nous prenons suffisamment de recul, en nous situant à l'échelle de l'univers par exemple, ces séparations n'existent pas ; à cette profondeur, nous sommes au niveau de « l'âme », dans la dimension de l'éternité. Le temps linéaire est une invention des hommes avec leur mental et leurs sens limités. La science, comme le yoga, peut travailler sur des aspects du temps différents.

Si nous traitons notre histoire à l'échelle humaine, nous agissons à ce niveau, ce qui a bien sûr son intérêt et qui est nécessaire par moments. Mais nous pouvons buter sur des nœuds difficiles à dénouer car ils appartiennent à un autre niveau. Les outils habituels ne sont plus adaptés.

Chaque arbre généalogique est comme « un grand corps », avec sa propre circulation de sang et d'énergie et ses blocages. Il est remarquable de constater qu'en faisant un travail sur soi à cette profondeur, on peut libérer l'énergie située quatre générations au-dessus et l'arrière-grand-mère peut s'en trouver par la même occasion libérée. L'arrière-grand-mère est morte bien souvent, mais la libération se situe au niveau de ce qui est éternel et qui continue à vivre dans l'arbre généalogique et dans chaque être de la famille, à un niveau inconscient souvent.

---

1. Par exemple « La biologie totale des êtres vivants » développée par le Dr Claude Sabbah.

Des techniques ont toujours existé : le yoga par exemple, mais des années de pratique sont nécessaires pour arriver à cette profondeur ; l'hypnose aussi, mais avec deux inconvénients : le premier est la dépendance qui peut se créer avec le thérapeute ; le deuxième inconvénient, à mon sens le plus important, est que la patiente n'est pas active ; ce n'est pas elle qui fait le chemin, avec toutes les étapes de prise de conscience qui enrichissent la démarche et font **grandir tous les niveaux de l'être en même temps**. Des techniques nouvelles aident à faire le chemin.[1]

Cette recherche permet de rebattre les cartes. La vie se remet à circuler là où il y avait nécrose, grâce à votre présence consciente, et peut construire du neuf et du beau, une fois les nœuds dénoués.

La famille des mères

Si vous avez la chance de partager votre grossesse avec d'autres femmes enceintes, quel que soit le type de préparation, classique, yoga ou autre, sachez que vous pouvez utiliser consciemment la force que constitue votre groupe.

Au fil des séances, une harmonie peut s'installer entre vous, dans la pratique et dans les échanges.

C'est un phénomène que sent bien, en général, l'enseignant de yoga ou la sage-femme, et qu'on peut développer. Le rôle de l'enseignant de « yoga et maternité » est un peu comparable à celui d'un chef d'orchestre, qui entretient une relation individuelle avec chaque femme, tout en servant de catalyseur pour que le groupe prenne corps harmonieusement.

Vous pouvez vous-même en prendre conscience lorsque vous vous sentez intégrée dans un groupe. Dans le cas contraire, si vous ne vous sentez pas d'affinités avec lui, il est rare que vous y restiez.

C'est encore plus vrai dans un groupe de femmes enceintes, parce que **votre présence est décuplée par le rayonnement lié à la grossesse et à la présence de l'enfant.**[1]

Pour cela, il vous suffit d'être consciente de ce que dégage votre groupe à chaque séance, de le vivre, de vous en imprégner.

Vous pouvez en être un membre actif, c'est-à-dire rayonner avec force autour de vous votre profond bonheur d'attendre un enfant, vous sentir unie aux autres par cette expérience de vie, prendre conscience du caractère sacré de votre rôle de « porteuse de vie ».

Le jour où vous n'êtes pas en forme, où vous vous sentez angoissée, en désaccord avec vous-même, avec votre grossesse, reliez-vous au groupe, soit en assistant au cours, soit par la pensée.

Si vous participez à la séance, laissez-vous porter par la force du groupe, par cet « état de grâce » de la grossesse mis en commun chaque semaine. Sentez combien le groupe peut vous aider à vous recharger.

Si vous êtes chez vous, mettez-vous simplement en relation avec le groupe par la pensée. Vous pouvez visualiser : le lieu de rencontre, l'enseignant, les participants et l'ambiance spécifique du cours. Il n'y a rien de magique à cela, il suffit d'y penser en vous concentrant et vous retrouvez instantanément en vous, l'ambiance intérieure de calme et de sérénité.

1. Voir « L'état de grâce », décrit dans notre premier ouvrage.

Dans les deux cas, c'est à vous de vous imprégner, de vous laisser gagner par ce bien-être, qui vous a momentanément quittée. Les yeux clos, chassez vos soucis, et décidez de vous nourrir de la force de vie qu'est l'attente de cet enfant. Tout le reste est sans importance, vous résoudrez vos problèmes plus tard, avec du recul.

Ces deux exemples ne sont qu'une approche d'un phénomène beaucoup plus large. Vous pouvez bien sûr n'appartenir à aucun groupe de préparation et ressentir néanmoins cette appartenance à la grande famille des mères. Elles ont en commun, aux quatre coins de la planète, cette même énergie « porteuse de vie » qui les unit et donne sens à leur existence. Vous pouvez vous relier à cette grande famille chaque fois que vous vous sentez désemparée pendant la grossesse et même pendant l'accouchement.

C'est cette énergie de vie qui les anime, qui fait que même dans des situations difficiles, les mères privilégient la vie en elles. Cette vie leur donne souvent une force extraordinaire et elles accomplissent quelquefois ce qu'elles n'auraient pas pu faire en d'autres circonstances.

ÉLISA

J'étais enceinte lorsque mon époux me quitta un matin, définitivement. Je ne m'y attendais pas du tout. Je me suis couchée le soir avec le sentiment que je ne pourrais pas surmonter cette épreuve. En m'endormant, très tard, j'ai eu le sentiment que c'était fini, que je ne me réveillerais pas le lendemain. Je ne me sentais plus le courage de vivre. Le lendemain matin, j'étais étonnée d'être vivante ; j'ai senti mon bébé bouger dans mon ventre, sa présence fut suffisante pour me donner le courage de me lever et puis de vivre !

L'être humain a bien des capacités qu'il n'utilise pas, les scientifiques le reconnaissent souvent. La non-utilisation de cette force extrêmement puissante en est une illustration. Nos sociétés matérialistes ont du mal à accepter des modes de fonctionnement qui ne semblent pas rationnels.

Peu d'entre nous ont conscience de la véritable dimension de la pensée comme véhicule de l'énergie et de la présence. J'ai parlé dans le chapitre 7, avec les respirations de la vague, de la pensée qui conduit l'énergie dans le corps, de sa « dimension énergétique » ; mais la pensée ne se limite pas au corps : elle a les mêmes capacités à distance.

La pensée a un pouvoir créateur. Il en reste des traces dans le langage : lorsqu'une mère dit à son enfant qui passe un examen : « Je pense très fort à toi » ou « Je suis avec toi », elle s'informe de l'heure à laquelle se déroule l'épreuve pour plus d'efficacité et de précision dans son accompagnement par la pensée. L'enfant lui-même peut ressentir cette présence, se sentir porté pendant son examen. Les parents le font de façon assez naturelle pour leurs enfants. Ils les accompagnent de pensées d'amour, de bienveillance, d'encouragement, tout au long de leur chemin de vie. Chacun, s'il est un peu sensible, a pu, à un moment ou à un autre, « palper » le bénéfice de cet accompagnement par la pensée.

On a, aux États-Unis, fait des tests sur deux groupes de malades du sida qui suivaient le même traitement. L'un d'eux était « accompagné » par les prières d'un groupe d'inconnus, l'autre non. Aucun malade ne savait à quel groupe il appartenait. Le groupe « accompagné » s'est mis à aller beaucoup mieux que l'autre.

Nous ne pouvons pas à l'heure actuelle disséquer une pensée sous notre scalpel, pas plus que la vie elle-même. Les pensées, la vie, ont, néanmoins, une puissance évidente.

Lorsque nous faisons l'expérience de pensées obsédantes qui nous détruisent, nous reconnaissons bien leur pouvoir : nous l'avons bien vu dans le chapitre sur la peur.

Nous avons beaucoup plus de mal à leur reconnaître la même puissance dans un domaine constructeur et positif. Si vous vous ouvrez à cette réalité et faites vos propres expériences, vous serez étonnée des résultats.

N'hésitez pas à vous relier à la grande famille des mères qui avant vous, en même temps que vous, et après vous, ont porté, portent et porteront un enfant pour le mettre au monde.

Pendant l'accouchement, si vous avez des moments de découragement, sachez utiliser ces forces : force des mères de votre lignée puis force des groupes auxquels vous appartenez.

Vous pouvez également vous relier plus largement au groupe des mères de la planète, qui de tout temps ont mis au monde des enfants, et qui savent. Quelle que soit leur époque, leur culture, elles ont en commun cette force de vie qui les a animées et les a aidées à donner la vie tout naturellement. Pensez à ces Indiennes, à ces Africaines qui mettent au monde leur bébé et vaquent à leurs occupations peu de temps après.

La mère universelle

Vous pouvez même aller jusqu'à vous relier à l'énergie de la Mère universelle.

Ce principe maternel, vous pouvez le retrouver dans les forces qui animent la vie sur terre et qui sont si présentes dans la nature : celles de **notre mère la Terre**. Ces forces de vie qui sous-tendent la nature sont palpables et peuvent nous guider si nous savons prendre le temps d'observer leurs œuvres et d'entrer en communion avec elles. Nous pouvons ressentir très fortement notre appartenance et notre participation à cette vie universelle et à sa grande œuvre, à chaque instant.

Ce principe féminin, maternel, nous le retrouvons aussi dans toute création. C'est la même énergie qui a créé l'univers, les planètes, les continents, l'homme ; qui permet à l'homme de créer des œuvres d'art, d'écrire des livres, de faire des découvertes... la même qui vous permet à vous, femme, de mettre au monde l'enfant qui est en vous.

Prenez le temps de ressentir cette énergie autour de vous, sentez que c'est elle qui vous anime dans la gestation de votre enfant. Vous pourrez ainsi sentir la grandeur de l'œuvre à laquelle vous participez dans la maternité.

Que cette énergie grandiose vous anime lorsque, dressée debout, vous portez votre enfant. Incarnez consciemment cette énergie, vous constaterez combien votre statique peut se modifier. Cette dimension verticale de l'humanité, vous pourrez également l'incarner au moment de l'accouchement, en vous redressant.

Chapitre 11.

LA VAGUE ET LE ROCHER

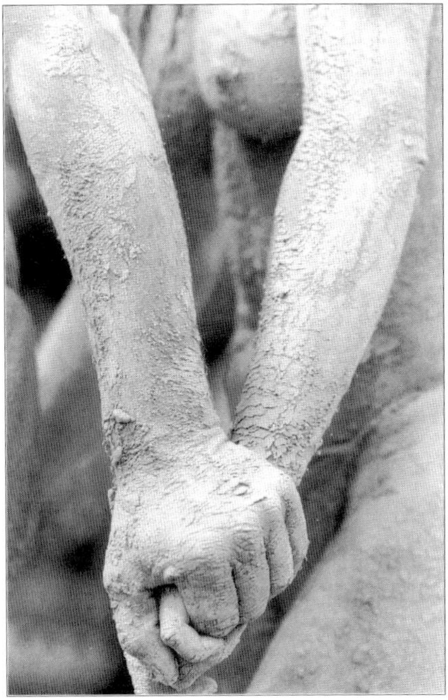

Les énergies de l'homme et de la femme sont complémentaires et jouent un rôle important pendant l'accouchement :

- la vague, l'élément eau, représente l'énergie féminine ;

- le rocher, l'élément terre, représente l'énergie masculine.

L'énergie masculine, solaire, yang, du père a un rôle anesthésiant sur votre énergie féminine, lunaire, yin, d'où l'importance du corps à corps pendant l'accouchement, à la maison et à la maternité. En tant que parents, vous devriez pouvoir donner vie à votre enfant, nus l'un contre l'autre, vous tout contre le père et soutenue par lui.

La femme qui enfante se « liquéfie » totalement : vous perdez les limites de votre corps et avez la sensation de vous répandre. C'est la présence du père, dans son rôle de rocher, qui va vous contenir.

L'eau est un symbole puissant de purification et de transformation, signe de la transmutation profonde que connaît la femme en accouchant, de son Initiation.

Le symbolisme de l'eau

L'eau est **symbole de vie, de fertilité, de fécondité**. Elle est Source de toute chose, mère et matrice. La notion d'eaux primordiales, d'océan des origines, est universelle. L'eau est la « *materia prima* ». « Tout était Eau », « L'œuf du monde est couvé à la surface des Eaux », disent les textes hindous. L'eau est l'origine et le véhicule de toute vie. La sève est eau. L'eau est nourricière.

De par leur masse indifférenciée, les eaux représentent aussi **l'infinité des possibles**, elles contiennent tout : le virtuel, l'informel, les germes de la vie, toutes les promesses de développement.

L'eau peut aussi être **dissolution, résorption**, phase passagère de régression et de désintégration que la femme peut connaître à la fin de l'accouchement : mort symbolique, suivie de la **régénérescence de la naissance**. L'eau est alors symbole de transformation, de renaissance, avec le bain et le baptême.

L'eau et la maternité

La maternité est liée à l'élément eau à plusieurs niveaux, aussi bien pendant la grossesse que pendant l'accouchement.

Pendant la grossesse, la femme connaît un développement de sa sensibilité. En accueillant la vie dans son corps, en sentant son bébé grandir dans ses eaux maternelles, la future mère établit un contact privilégié avec l'élément eau.

Ce contact l'amène à faire des expériences de nouveaux états d'être : douce mollesse, envies de se répandre, immobilité de l'eau qui dort, liquéfaction, tempêtes intérieures, raz de marée, vagues de joie intense, suivies de vagues de tristesse incontrôlables...

Certaines, qui ne se connaissaient pas sous cet aspect, ont du mal à s'accepter dans ce nouvel état. Écoutons-les :

MICHELLE

Je suis d'un tempérament assez dur et je ne pleure jamais. Dès les premiers jours de ma grossesse, tout a changé et je me suis mise à pleurer pour rien du tout. Je ne me supportais pas ainsi ; cette sensibilité à fleur de peau m'exaspérait. Je ne comprenais pas ce qui se passait, je me culpabilisais. Je me faisais du souci pour mon bébé : quelle image de mère je lui préparais ! Puis lorsqu'on aborda ce sujet au cours de yoga, j'ai été surprise de réaliser que toutes les femmes vivaient cela à différents degrés. Ce fut un réel soulagement. À partir de ce moment-là, je l'ai accepté et beaucoup mieux vécu.

ROSELINE

Pendant ma grossesse, je me sentais très fragile, vulnérable ; j'ai eu beaucoup de mal à m'accepter ainsi, moi, la femme forte ! Je n'avais pas l'habitude d'être en contact avec mon côté féminin. La maternité m'a aidée à en prendre conscience et à l'accepter.

L'eau et les émotions

L'eau est ainsi le symbole des émotions, qui ne manquent pas d'être riches et abondantes, pendant la grossesse.

La gestion des émotions ne fait pas partie de notre éducation et les futures mères sont souvent désemparées devant la puissance des vagues qui les renversent, les bouleversent.

Qui n'a jamais entendu une femme enceinte, pleurant à chaudes larmes, dire : « Je ne sais pas pourquoi je pleure : tout va bien, je suis très heureuse... »

L'émotion est comme l'eau, incompressible. Si vous ne l'exprimez pas régulièrement pour la laisser s'écouler, si vous l'accumulez en vous, un jour ce sera plein. Il suffira alors d'une goutte pour que lâchent les barrages. Plus le trop plein est important, plus la dévastation sera grande. La vague, qui a été contenue pendant trop longtemps sort alors avec violence. Et il n'y a pas d'assurance contre ces « dégâts des eaux » !

Dans notre culture très pudique, nous exprimons nos émotions avec beaucoup de retenue. C'est pourtant en partageant ses sentiments que l'être humain, sensible, exprime sa profondeur. Cette sensibilité passe malheureusement souvent pour de la sensiblerie. Quand notre éducation nous a appris à trop contenir nos émotions, leur expression naturelle prendra un peu de temps.

S'il n'y a pas eu de retenue, l'émotion monte comme une vague, traverse, puis disparaît aussi vite qu'elle est apparue, sans laisser de trace. Pas si elle a été contenue depuis des mois, voire des années.

La montée puissante des émotions pendant la grossesse est tout à fait naturelle : ce sont les modifications hormonales qui augmentent la sensibilité[1].

Lorsque vous ressentez une émotion, vous pouvez observer la vague qui monte, essayer de ne rien retenir, et peut-être pleurer un bon coup. Une fois qu'elle a atteint son maximum, elle ne peut que redescendre, ce qui est rassurant. Vous pouvez alors savourer le soulagement et le bien-être qui suivent.

Liquéfaction et accouchement

Lorsque la tempête des contractions commence, la femme sent des vagues de plus en plus fortes, qui poussent son bébé vers le bas, vers la sortie. La tempête des contractions augmente et les vagues se transforment bientôt en cataractes puis en trombes d'eau dont la force est inimaginable. Les déferlantes, les lames de fond se succèdent sans interruption jusqu'à amener la future mère dans un état de totale « liquéfaction ».

Dans la pratique de la relaxation, on peut faire l'expérience de cet état, très particulier, de liquéfaction du corps.

Le corps semble passer à l'état liquide. Il se répand jusqu'à sembler perdre ses limites habituelles : on a la sensation de n'être plus contenue. L'élément eau, féminin, lunaire, yin, atteint son paroxysme. L'eau est un symbole puissant de purification et de transformation ; cet état est le signe de la transmutation profonde que connaît la femme en accouchant, de **son Initiation**.

1. Voir « L'état de grâce », décrit dans notre premier ouvrage.

La présence du rocher

Dans l'état de liquéfaction que la femme peut vivre à différents degrés pendant l'accouchement, la perception de l'élément complémentaire, le yang, le masculin, le solaire, « le rocher », incarné par le père, est un rééquilibrage des forces, très précieux. Toutes les femmes en font l'expérience sans forcément la mettre en mots.

Dans la tempête des contractions, tout bouge, tout se répand, se dissout. Avec l'immersion dans les profondeurs abyssales de l'accouchement, la femme peut rejoindre une peur intrinsèque à cet état de liquéfaction, qui est la peur de la dissolution, de la résorption : elle ressent un besoin urgent d'être contenue, d'avoir des limites rassurantes : c'est le rôle du père. C'est pourquoi sa qualité de présence est essentielle. L'accompagnement du père se situe moins dans l'action accessoire (s'occuper du brumisateur, des coussins, de la caméra...), que dans **sa présence : il a un rôle sécurisant, de contenant**.

Le seul point de repère pour la femme, dans la tempête de l'accouchement, est **la stabilité, la fermeté, l'immuabilité de rocher du père**. Sa force est rassurante, sécurisante, équilibrante, gigantesque : elle peut y aller puiser son l'énergie.

Le père fait alors l'expérience nouvelle de mettre en avant, auprès de sa compagne, son pôle masculin en tant que **principe actif mais dans le non-agir, par sa seule présence**.

Certains hommes ont investi leur force masculine essentiellement dans l'action au détriment de leur sensibilité. Leur qualité de présence auprès de leur compagne au moment de l'accouchement leur demande de contacter plus spécifiquement la part en eux plus féminine.

Écoutons les témoignages :

Claire

À la fin de l'accouchement, j'étais très concentrée sur les respirations de la vague, les yeux fermés. Soudain, une panique me saisit. J'ouvris les yeux, mon mari se dirigeait vers la porte. Mon cri le ramena auprès de moi. Il me dit qu'il se sentait inutile. Mais, j'avais besoin de lui : même les yeux fermés, je pouvais sentir le réconfort incroyable de sa présence.

Élise et Norbert : la vague et le rocher

À chaque contraction, je partais dans la vague douloureuse du travail de mon corps, l'accompagnant du mieux que je pouvais : je lâchais prise, je « perdais la tête » ! Chaque fois, mon mari s'approchait de moi, me touchait : cela calmait instantanément la douleur de la contraction : une vraie péridurale !
Sur la table de l'accouchement, lors de la délivrance du bébé, il m'a soutenue, physiquement, jouant vraiment le rôle ***de rocher : sa fermeté*** *me permettait* ***d'être complètement vague*** *et de me laisser aller totalement au passage du bébé.*

Dans son rôle de rocher, le père est comme le Petit Poucet qui sème les cailloux le long du chemin de la naissance de son enfant : points de « re-père » sur le chemin initiatique de l'accouchement de sa compagne.

En tant que **guide**, il permet le passage d'une porte, d'un monde à l'autre ; le voile se déchire, une mort pour une naissance ; l'initiation à la véritable Vie : **rôle sacré du père**.

Sa stabilité et sa force permettent le retour de l'au-delà à la mère, « **pleine** » **du nectar** de la Vie de l'au-delà, **nourriture spirituellc**, qu'ils pourront partager dans l'acte d'Amour tout au long de leur vie de couple.

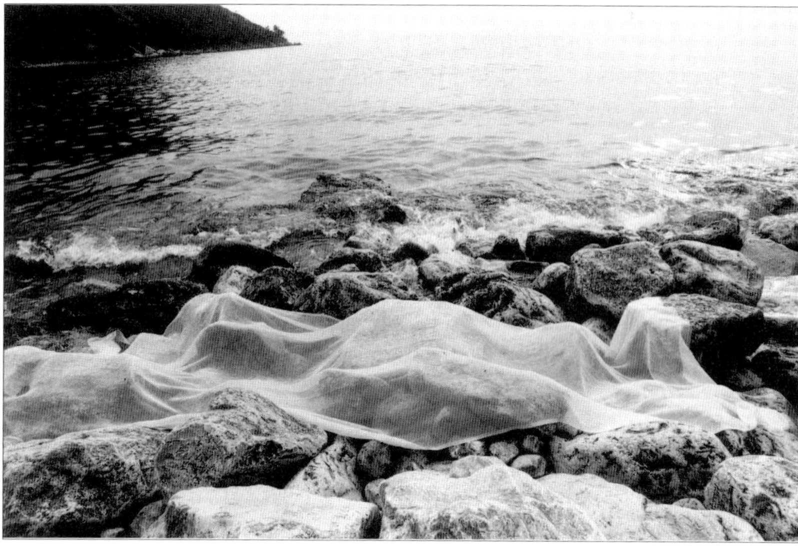

Anne

Thierry me prenait la main et à chaque contraction, il me la serrait : sa force me donnait des forces, nous étions deux à vivre intensément cette mise au monde.

Christine

La sage-femme me demande de monter sur la table, car elle sent la tête du bébé. Claude s'installe contre le dossier relevé au maximum, moi entre ses jambes, le dos contre son ventre. Il me tient les chevilles. Nous faisons la respiration de la vague ensemble, tout en restant en contact permanent avec le bébé. Il a passé ma première porte, moment de béatitude : les contractions s'arrêtent, c'est la pause, comme s'il lui fallait un moment de répit avant de franchir le seuil de l'ultime porte...

De nouveau, une énergie d'une puissance extraordinaire se met en place, elle pousse vers le bas. Là, je reprends la respiration de la vague, et j'engueule Claude lorsqu'il pense à autre chose ou qu'il ralentit, car cette énergie s'appuie sur sa présence masculine.

Je lui demande de rester en contact avec le bébé car les contractions se rapprochent encore et s'intensifient : je n'ai que peu de temps pour la respiration abdominale.

Claude (son époux)

... Cet accouchement m'a épuisé ; manque d'entraînement certainement ! La respiration de la vague est la plus impressionnante, et j'ai eu des courbatures, plusieurs jours, d'avoir poussé.

Jannick

Nous arrivons à la maternité, il est 6h30. Christian me laisse pour accompagner Léo chez des amis...

... Il est 7h04, tout s'est passé si vite, l'expulsion a duré à peine 10 minutes ! Et mon homme qui arrive, 5 minutes après la naissance et qui n'en croit pas ses yeux ! Lui qui angoissait à l'idée d'être à mes côtés pendant des heures, ne sachant trop que faire de lui-même ! Il est heureux que l'accouchement se soit passé si vite et si bien : il me voit rayonnante et en peine forme.

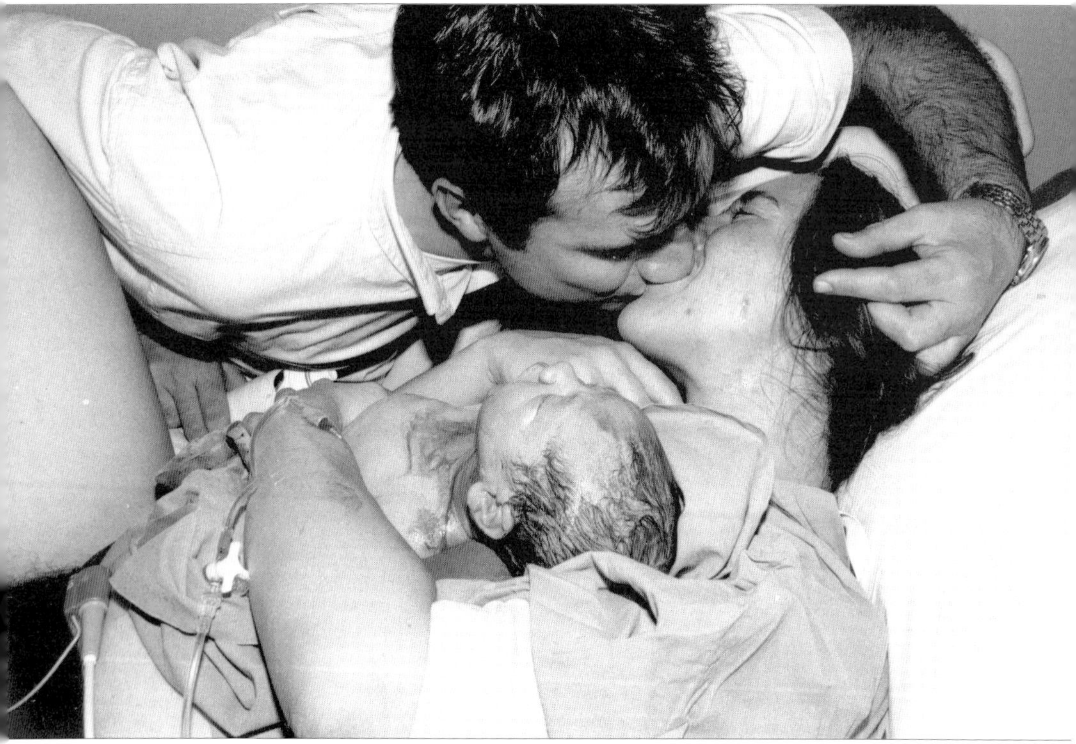

Chapitre 12.

NAISSANCES EN RÉSONANCE

Avec la naissance de l'enfant, de nombreuses naissances se succèdent sur différents plans et en résonance.

La naissance de l'enfant commence à la conception et même souvent plusieurs mois avant, avec l'intention de la conception.

Cette naissance de l'enfant s'effectue successivement sur différents plans, du plus subtil aux plus concrets : l'enfant prend corps finalement dans le ventre maternel.

La naissance effective de l'enfant entraîne la naissance de la mère et du père à leur rôle de parents ainsi que de celle de tous les membres des deux lignées qui se décalent d'un rang.

En plus, la mère peut revivre alors sa propre naissance, en partie ou totalement.

Enfin, le déroulement de sa naissance se rejouera, pour l'enfant, à chaque période de crise, à chaque passage. En prendre conscience lui permettra de s'en libérer et de jouer ensuite sa vie plus librement.

Ouverte à tous ces niveaux, faites de la naissance de votre enfant un moment « extra-ordinaire » : l'apogée des naissances en résonance.

Favoriser l'état d'ouverture

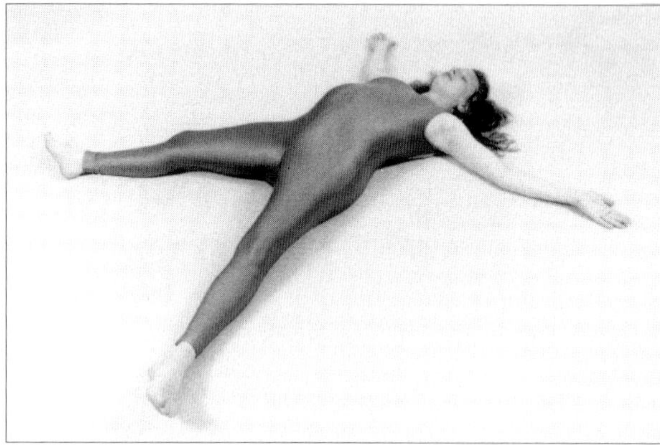

Après avoir perçu l'ouverture de votre bassin, la détente de votre périnée grâce aux postures et exercices, vous pouvez sentir et apprivoiser l'ouverture de tout votre corps pour accéder à un mouvement d'expansion de tout votre être, expansion que vous connaîtrez lors de l'accouchement.

Installez-vous confortablement dans la posture de la croix de St-André, que vous pouvez aménager avec des coussins, sous les cuisses, sous la tête, sous le sacrum... L'important est de pouvoir rester sans bouger.

- Allongez les bras au-delà de la tête, bras en « V », en choisissant une ouverture qui permette du confort pour vos épaules. Les épaules, les bras, les coudes, les avant-bras, les mains sont au contact du sol. Si ce n'est pas le cas, ouvrez un peu plus votre « V » ;

- étirez bien la nuque. Sentez votre dos s'étaler sur le sol, acceptez l'ouverture de votre poitrine ;

- placez votre bassin pour décambrer et laisser la taille s'étaler aussi sur le sol ;

- vos jambes sont allongées et ouvertes en « V » également. Trouvez un écartement qui vous convienne, les pieds tournés vers l'extérieur dans la mesure du possible ;

- sentez l'ouverture de toute votre face avant. Prenez conscience de l'air au-dessus, du contact de cet air avec votre corps. Appréciez.

Vous pouvez vous installer dans cette posture avec un écartement moyen des jambes et des bras, puis l'augmenter progressivement pour arriver à un maximum d'ouverture, les jours qui précèdent la naissance. Respectez vos possibilités.

Acceptez-vous dans cette attitude corporelle d'ouverture. Abandonnez-vous sur le sol en toute confiance ; sentez la terre qui vous porte : c'est si bon à vivre.

Laissez votre ventre respirer : il se gonfle à l'inspiration, revient à l'expiration. Sentez la détente qui s'installe dans le nid douillet de votre bébé. Acceptez l'ouverture de votre ventre, de votre périnée, de votre sexe, de vos jambes. Acceptez l'ouverture de votre poitrine, de vos épaules, de vos bras, de votre visage.

Acceptez une totale ouverture de tout votre corps, goûtez le plaisir de vous ouvrir sans limite.

La respiration de la vague

Dans cette posture de la croix de St-André, laissez la respiration de la vague vous ouvrir encore plus :

- à l'expiration, la conscience se déplace des mains jusqu'aux pieds ;

- à l'inspiration, balayez l'espace de votre corps, des pieds jusque dans les mains ;

- pratiquez ces respirations un bon moment pour laisser l'ouverture s'installer.

Sentez la vague de douceur qui, à chaque respiration, vous invite à vous ouvrir, telle une fleur.

Si votre souffle est court et ne vous permet pas d'aller jusqu'aux extrémités, cela n'a pas d'importance : l'énergie, elle, y va sans problème ; elle prolonge le souffle à chaque respiration.

Cessez et appréciez.

D'ouverture en ouverture

Laissez chaque cellule de votre corps s'ouvrir. Dites un grand oui à l'ouverture totale de votre corps, sans condition. Sentez alors qu'elle se fait en même temps sur les autres plans :

- **ouverture énergétique** : laissez **votre énergie rayonner** au-delà de vos limites physiques. Sentez l'énergie vibrer l'ouverture, comme un chant de libération ;

- **ouverture émotionnelle** : laissez **votre cœur s'ouvrir**, laissez tout l'amour que vous avez en vous couler à flots : amour pour votre enfant, pour votre compagnon, pour la vie... Vous avez tant à donner, un amour sans limite... ;

- **ouverture mentale** : soyez en accord avec **l'idée de vous ouvrir** au-delà des limites que vous aviez imaginées. L'idée de vous ouvrir vous plaît, vous réjouit, vous comble. Vous acceptez de vivre cette expérience unique d'ouverture pour rencontrer votre enfant ;

- **ouverture spirituelle** : ouvrez-vous à plus large, à des dimensions qui dépassent l'entendement, qui vous portent au cœur du mystère de la Vie..., lumière d'où jaillit l'enfant..., **communion des esprits** avant l'incarnation... : goûtez l'Infini et l'Éternité...

Restez un bon moment dans cette prière, dans cette méditation, en communion avec votre bébé.

Prenez tout votre temps pour revenir...

Enregistrez l'état d'ouverture que vous avez atteint, pour comparer avec d'autres expériences de cette pratique. Constituez-vous un catalogue de vos « états d'ouverture ».

Cultivez ces états d'ouverture, surtout dans le dernier mois, lorsque la date de la naissance approche, sauf si vous avez des signes d'accouchement prématuré.

État de fermeture

Vous pouvez croire que vous ressentez bien l'ouverture du corps physique, mais qu'il vous est difficile de ressentir l'ouverture des autres plans. En réalité tout le monde peut facilement savoir s'il est en état intérieur d'ouverture ou de fermeture. La seule difficulté est d'en prendre conscience.

Vous venez de faire l'expérience de l'ouverture : gardez en mémoire ce ressenti et l'ambiance intérieure qui l'accompagne pour pouvoir comparer avec la pratique qui suit.

Pour bien sentir la différence entre un état intérieur d'ouverture et de fermeture, il est plus facile de partir de l'état obtenu dans l'exercice précédent.

Vous maintenez votre corps dans la posture de la Croix de St-André :

- sentez l'ouverture de votre visage, puis fermez-le. Ne faites aucun mouvement physique : il s'agit d'une attitude intérieure, comme lorsque vous êtes renfrognée, que vous n'avez pas envie de communiquer avec l'autre, que vous vous cachez en vous... ;

- rentrez à l'intérieur votre écoute, votre regard intérieur, votre toucher, votre goût... : fermez les fenêtres de tous vos sens... ;

- vos bras, votre poitrine sont ouverts, mais imaginez, sans rien bouger, que vous fermez votre cœur, vos bras, votre thorax. Vous décidez de vous refermer comme une huître. Sentez ce qui se passe à l'intérieur : c'est palpable en vous tellement le changement intérieur est grand ;

- imaginez que vous fermez votre bassin, que, sans bouger, vous repliez vos jambes, que vous vous recroquevillez.

Bref, vous refermez tout en vous.

Restez dans cet état de fermeture globale, observez les différences avec l'état précédent. Quelle partie du corps manifeste le plus de fermeture ? Vous pouvez ressentir de l'inconfort, c'est normal.

Détendez-vous, appréciez le retour à un état d'ouverture qui vous convienne.

Cet exercice vous permet de comprendre qu'inconsciemment vous pouvez — **sans le savoir**, j'insiste — vivre une fermeture intérieure, pour beaucoup de raisons, alors que votre corps, à travers les contractions, veut s'ouvrir.

Cela vous permet de comprendre la lutte intérieure qui s'installe entre deux forces, sans que vous le sachiez. Et cette opposition intérieure peut freiner l'ouverture du col et la descente du bébé au moment de l'accouchement...

Plus vous acquerrez d'aisance dans l'installation d'un état d'ouverture, plus vous pourrez, pendant l'accouchement, accompagner l'ouverture de votre corps physique d'une ouverture intérieure sur tous les autres plans.

De naissances en naissances

La naissance de l'enfant, un des événements les plus beaux de la vie, n'est, en réalité, que la partie visible de l'iceberg. Elle cache toutes les autres naissances.

La naissance physique de l'enfant s'est d'abord faite sur tous les autres plans, du plus subtil au plus concret, sur les plans spirituel, mental, émotionnel, énergétique et enfin physique.

Avec la naissance de l'enfant s'effectuent bien d'autres naissances :

- pour la femme : la naissance de la mère qu'elle devient ;
- pour l'homme : la naissance du père qu'il devient ;
- pour la lignée de chacun des parents : la naissance des grands-parents et des aïeux ;

En plus pour les jeunes parents, la naissance de leur enfant leur fait « revivre » leur propre naissance à des degrés différents, quelquefois en même temps, parfois en différé.

Naissances en résonance

Toutes les naissances se réalisent des plans les plus subtils aux plus concrets, à des moments différents pour chaque être.

Tout commence dès **la conception**, celle de l'enfant comme celle de toute réalisation. Il y a d'abord l'intuition qu'elle est possible, puis le projet s'élabore, on s'y implique émotionnellement et l'énergie jaillit pour sa naissance dans le concret.

Suivons ce cheminement chez le couple :

- **au niveau spirituel**, du mystère de la vie, quelle improbable merveille fait se rencontrer, parmi tant d'êtres sur terre, cet homme et cette femme, fait qu'ils vont s'aimer !

- **au niveau mental**, l'idée de concevoir un jour un enfant mûrit très tôt chez certains, bien plus tard chez d'autres. Puis le couple formé, vient l'intention plus précise de « donner la vie » ;

- **au niveau émotionnel**, cette intention se manifeste par un désir d'enfant intense et un surcroît d'amour mutuel ;

- **au niveau énergétique**, le jaillissement de leur amour prend vie dans leur union ;

- **au niveau physique**, un spermatozoïde réussit à féconder l'ovule et la nidation se fait : voici le bébé conçu concrètement.

Les parents n'ont pas forcément conscience de tout ce qui s'est passé en eux, au plus profond de leur être, pour aboutir à la conception de l'enfant. Les grands Sages, eux, savent depuis des millénaires, que **l'état d'esprit dans lequel se trouvent les parents au moment de la conception** a une importance capitale pour l'enfant.

Devenez conscients et présents au moment de la conception de l'enfant, offrez-lui votre amour et votre qualité d'être pour qu'il se développe dans les meilleures conditions.

Pour la naissance de l'enfant, on retrouve un même cheminement. Pour naître concrètement le jour « J », l'enfant doit d'abord « naître » sur les plans plus subtils. Ces naissances successives se font généralement à la fin de la grossesse, à des moments différents pour l'enfant et pour la mère.

- **au niveau spirituel**, les parents se sentent participer au mystère de la vie et entrent en communion avec l'enfant ;

- **au niveau mental**, le couple se sent prêt dans sa tête à accueillir l'enfant. Pour la mère, le chemin de la séparation s'amorce dans le dernier mois de grossesse ; elle se prépare à laisser son enfant quitter son giron ;

- **au niveau émotionnel**, l'amour des futurs parents se tourne plus précisément vers la rencontre avec ce nouvel être : ils le sentent bouger, lui parle, le caresse à travers la paroi du ventre ;

- **au niveau énergétique**, le jour « J », le corps de la femme commence à « vibrer l'ouverture » pour laisser sortir l'enfant ;

- **au niveau physique**, toutes les portes s'ouvrent pour permettre la grande plongée du bébé dans le bassin maternel, sa traversée vers la lumière. Il est né !

Dans les cours de yoga, lorsqu'une femme est à terme, je suis très attentive à son état intérieur. Les derniers cours proposés varient en fonction de cette perception intuitive. Quelquefois, les portes des plans les plus subtils ne sont pas encore ouvertes. Cet état intérieur est d'ailleurs souvent confirmé par les paroles de la mère. Cette situation se présente très rarement chez une femme qui a commencé la préparation plusieurs mois avant la naissance. Elle est surtout fréquente chez des femmes qui se préparent à la dernière minute. Néanmoins, il est toujours temps d'agir.

La séance « d'ouverture du bassin » est alors très efficace[1]. L'ouverture peut se répercuter du corps dense aux corps subtils en une séance, si le déclic se fait. Quelquefois il faudra la refaire chez soi plusieurs fois pour obtenir un résultat. La naissance sera alors prête.

Si toutes les femmes pratiquaient ce type de séance avant l'accouchement, certaines naissances seraient beaucoup moins longues et difficiles.

Si aucune ouverture, aucune naissance aux plans subtils, ne s'est encore faite à l'arrivée à la maternité, il faudra du temps pour que les naissances se fassent successivement sur les différents plans.

1. Voir le chapitre 1 : « La traversée du bassin ».

Durant certaines naissances, on sent que quelque chose attend chez la femme. On ne saurait dire quoi. Les contractions cessent même parfois après des heures de travail. Le col ne s'ouvre plus... La naissance de l'enfant ne peut se faire si « les différentes naissances en résonance » ne se sont pas effectuées. C'est une explication possible.

Les autres naissances

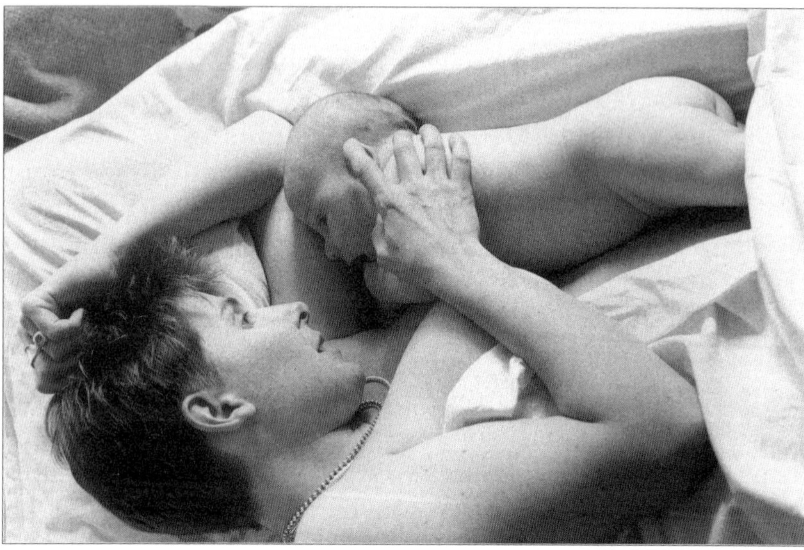

La naissance de la mère

En attendant son premier enfant, la future mère « meurt » à son état de jeune fille, de jeune femme, pour naître à un nouvel état. C'est la naissance de l'enfant qui la fait devenir mère.

Le corps physique se transforme pendant la grossesse, l'accouchement et après la naissance. Ces modifications corporelles entraînent une évolution en résonance sur les autres plans. Les femmes l'expriment souvent en disant combien elles se sentent différentes dans leur cœur et dans leur tête. Elles se sentent plus mûres.

La naissance des mères présente autant de variantes que la naissance des enfants : naissance soudaine, rapide, brutale ou lente, progressive..., difficile, triste, dramatique avec peur, angoisse..., ou naturelle, harmonieuse, sans problème, joyeuse, dans le calme et la sérénité...

À vous de mettre des mots sur les impressions de votre naissance au rôle de mère, pour en avoir une meilleure conscience.

CHRISTINE

Merci au yoga de m'avoir accompagnée sur ce chemin, et de nous avoir aidés à donner la Vie...,
... à me donner la Vie.

La naissance du père

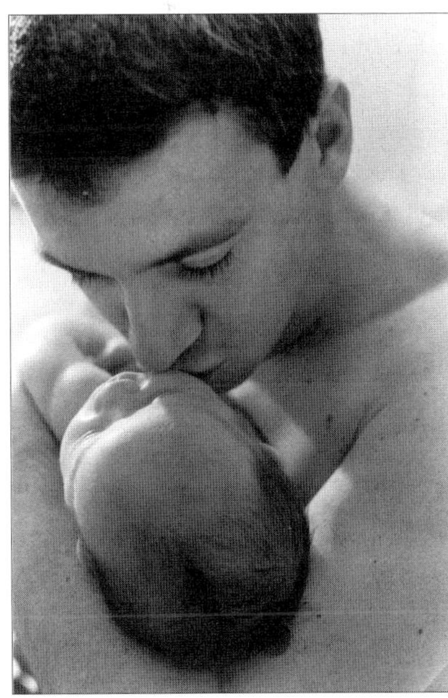

La naissance du père présente autant de variantes que celle de la mère. La grande différence est qu'il n'a pas de points de repère dans l'évolution de son corps. La coloration en est forcément différente : naissance difficile ou bouleversante, angoissée ou sereine, refusée même parfois ou au contraire mûrie de longue date, éblouissement, chacune est unique.

Il peut de la même façon essayer de mettre en mots son expérience de sa naissance au rôle de père et comparer avec celle de sa compagne.

La naissance des grands-parents

La naissance de l'enfant crée la naissance de nouveaux parents. Les anciens parents sont alors poussés au rang au-dessus. Là encore la naissance est tout de suite évidente pour certains, ou très difficile pour d'autres. Le rôle peut être trop investi ou pas du tout.

La vie est ainsi une succession de naissances diverses.

Revivre sa naissance

Notre naissance, comme tout ce que nous avons vécu, est enregistrée, de façon indélébile, dans les sensations de notre corps. Quelquefois un événement riche de sensations et d'émotions laisse remonter à notre conscience le souvenir de notre propre naissance.

Lors des séminaires de « yoga et maternité », d'une semaine ou d'un week-end, il est arrivé plusieurs fois qu'à la suite d'exercices intenses sur le bassin d'une part et de séances de visualisation de la naissance d'autre part, des femmes, quelques hommes aussi, aient revécu leur propre naissance.

Laissons-leur la parole.

Louise

Je pratiquais une relaxation quand j'ai senti mon utérus frétiller. Soudain j'ai plongé dans la nuit utérine. Ma respiration est devenue légèrement haletante. Puis une vision d'une clarté étonnante est apparue : j'ai vu et senti l'intérieur de l'utérus, il était chaud, humide, brillant, rouge et parfois blanc rosé. Il était secoué de contractions que je ressentais sur mon propre corps. J'éprouvais une sensation bizarre, mais aucune crainte. Je me sentais bien, au chaud, protégée, enveloppée. C'était si doux, comme moelleux. J'étais au-dessus du passage, je le voyais au-dessous, comme un tourbillon qui m'invitait. Je n'avais pas envie d'y aller : ce n'était pas de l'appréhension mais le désir de prendre mon temps, tout mon temps. Je sentais un « non » très ferme qui s'est prononcé en moi, plusieurs fois, avec une force tout à fait tranquille. Ma tranquillité me semblait inouïe, époustouflante. J'entendais en moi ces mots : « J'irai quand je le déciderai, je ne suis pas prête ». Tout semblait suspendu et créait en moi bien-être et jouissance dans la douceur, l'humidité, la chaleur...

Puis me voilà lancée dans le passage : je me retenais, je ne voulais pas aller trop vite, j'avais besoin de temps encore. Je voyais une lumière intense et une petite tête bien faite qui sort et qui est accueillie par : « oh, qu'elle est jolie ! »

Puis je me retrouvais seule, je sentais le contact de l'air avec ma peau. J'étais là, présence, je retrouvais cette force tranquille. J'étais toute en attente. Rien ne venait. J'étais bien. Je sentais une puissance en moi et je baignais dans la lumière. Je me sentais « bénie des dieux » et je savourais cette bénédiction.

Quelque temps après cette expérience, je demandais des précisions à ma mère sur le déroulement de ma naissance. J'ai appris qu'elle avait duré 3 jours interminables. Ma mère m'a dit l'avoir très mal vécu. Intéressant !

Mylène

À la suite d'un week-end de « yoga et maternité » avec Martine, au cours duquel on avait beaucoup travaillé le bassin, j'ai revécu ma naissance.
Je me relaxais sur le canapé quand ma respiration s'est modifiée. Ce fut une sensation impressionnante : je voyais un triangle lumineux que je franchissais à grande vitesse et sans difficulté, puis j'en franchissais un deuxième, un troisième et un dernier dans un record de temps ! Puis je fus éblouie, me demandant ce que je faisais là... J'avalais ma première bouffée d'air, j'en ai encore la sensation à l'intérieur de mes poumons... Mes oreilles bourdonnaient. J'avais une envie irrésistible de câlins, de douceur... Tout m'agressait, la lumière le bruit...
Je demandais à ma mère comment j'étais née : « Très rapidement ! » me répondit-elle.
En tant que sage-femme, ma sensibilité m'avait conduite à être très présente lors des naissances que j'accompagnais. Mais après avoir revécu ma naissance, je suis devenue encore plus sensible au climat dans lequel l'enfant est accueilli. Je veille à créer une ambiance de calme, de sérénité, avec de la lumière tamisée, des mots chuchotés, des tissus chauds...

Les naissances de la vie

Il est très riche de noter votre vécu de l'accouchement, tout de suite après la naissance de votre bébé. Le papa peut faire de même, car les vécus sont souvent différents. N'attendez pas, car les impressions ont tendance à évoluer, à se modifier et à devenir plus floues.

Vous pouvez transcrire ce récit sur un beau parchemin et le garder précieusement comme un cadeau de naissance qui intéressera peut-être un jour votre enfant.

Ce vécu de naissance est très précieux. Il constitue un concentré de la vie que l'enfant reproduira, de façon inconsciente, dans les moments symboliques de passage, de renaissance : dans les crises de l'enfance, de l'adolescence, de la vie adulte, de la vieillesse...

Lorsque l'enfant traverse un de ces passages, vous pouvez relire ce récit, et vous serez étonnée de retrouver dans son comportement la reproduction de sa naissance — telle qu'il l'a vécue, lui, bien sûr.

Votre vécu de l'accouchement n'est peut-être pas le même que celui de l'enfant, mais les faits sont, par contre, les mêmes. Ainsi, la naissance de Louise, qui fut longue pour sa mère, fut bien vécue par le bébé Louise.

Le déroulement de votre propre naissance se rejoue à tous les moments de passage et cette répétition vous permet de comprendre de mieux en mieux vos comportements et leur enjeu. Ils se répètent tant que vous n'en avez pas pris vraiment conscience. Une fois ce vécu intégré dans toutes ses dimensions, vous en êtes libérée et vous vous retrouvez, dans les passages difficiles, totalement créatrice de votre propre vie. Les pères peuvent faire la même expérience.

Écoutons à nouveau Louise :

Louise

Une fois que j'ai eu revécu ma propre naissance, ce scénario me parla beaucoup. Je m'aperçus que je l'avais revécu dans tous les grands moments de passage de ma vie. Par exemple, dans ma vie professionnelle, j'ai toujours eu la sensation que j'étais poussée dans mes choix. J'étais précipitée à une vitesse incroyable dans les changements, avec le sentiment que tout cela allait trop vite pour moi. Je m'évertuais à freiner. J'avais besoin de temps, d'une pause pour savourer le goût du changement et pour le décider par moi-même. Il me fallait me le réapproprier. Si je n'avais pas pu le faire, je ressentais en moi une colère terrible, alors que la situation était, en général, celle dont je rêvais. Paradoxe ! Je comprends mieux d'où cela venait.

Suggestions pour le quotidien

Si vous dites oui avec la tête, ne dites pas non avec le cœur

Vous pouvez vous croire prête à accoucher, mais au fond de vous il y a encore un non : vous savez bien que quelquefois vous dites : « Oui, je suis d'accord », alors que tout en vous dit non. Ressentez ce non à l'intérieur, comment il se manifeste. Cette écoute plus fine de votre ressenti, vous permettra de rechercher de plus en plus l'accord avec votre profondeur ; ce qui apporte un mieux-être évident. Plus vous le sentirez en vous, plus vous saurez le repérer chez les autres. Vous ne serez plus dupe lorsqu'on vous dira : « Je suis tellement content de te voir » avec un visage qui dit le contraire. Ou : « Je te téléphonerai » alors que vous sentez bien qu'on n'en a nullement l'intention...

Prête à accoucher

Plus vous affinez votre ressenti, plus vous aurez de perceptions subtiles. Vous pourrez ainsi sentir si vous êtes prête à accoucher, vraiment sur tous les plans. Et un beau jour, vous vous lèverez en sentant que quelque chose est différent : « Oui, je suis prête pour l'accouchement ». Vous serez surprise de n'avoir plus aucun doute à partir de ce jour-là.

Chapitre 13.

LA DANSE DE L'INFINI

La danse de l'infini de la naissance est une façon **révolutionnaire** de mettre au monde votre enfant. Fini le « Tu enfanteras dans la douleur » !

En vous redressant pour vivre l'accouchement dans **la verticalité**, vous devenez **active** et choisissez votre façon toute personnelle **de vivre dans le mouvement cet événement grandiose**. Vous restez en contact avec la puissance de la maternité et la naissance se déroule dans cette énergie régénérescente.

Le passage de la position classique d'alitement pour la naissance, à **la danse**, vous permet de changer de registre : vous passez du registre de « maladie » à celui de **la joie profonde** d'enfanter. Vous vivez cet événement avec le **pétillement de la créativité** à chaque étape du parcours du labyrinthe. Votre cerveau fabrique alors des endorphines qui atténuent la douleur automatiquement.

Cette danse de la naissance n'est pas n'importe quelle danse : il s'agit de **la danse de l'Infini,** avec tout ce que ce signe symbolise. Est-ce par hasard que la Nature a signé son œuvre en déposant, d'une part le signe de l'infini sur le fondement de l'homme et d'autre part en bâtissant son corps sur la structure de base de ce signe ou en lui faisant vivre ce mouvement fondamental dans chaque articulation de son corps ?

Cette danse vous permet, grâce au mouvement, d'accéder à la **dimension de l'Infini, terre d'origine de votre être profond, de votre âme**, pour, en donnant naissance, y retourner et vous abreuver au Jaillissement de la Vie et fusionner avec l'Océan des Origines, du Commencement, dans un immense orgasme cosmique.

Pratiquez cette danse de l'infini dès que l'intensité des contractions ne vous permet plus de vaquer à vos occupations. Vivez la danse, dans la verticalité debout, et assise lorsque vos jambes fatiguent. L'idéal est de s'asseoir sur ces gros ballons que certaines maternités vous proposent.[1]

Le chemin se fera de mouvements de l'infini très amples et très physiques jusqu'à des mini-mouvements, voire micro-mouvements pour devenir, en fin d'accouchement, des mouvements si intériorisés que le corps ne bouge plus : reste seule l'intention. Le mouvement de l'infini entre alors en résonance sur des plans de plus en plus subtils.

Le signe de l'infini

Le signe mathématique de l'infini est un 8 couché ∞.

Il est un **symbole universel de l'équilibre cosmique.**

Il est également le **signe de l'Infini,** le Sans Limite, le Divin, la dimension cosmique.

Ce signe, avec ses deux boucles qui s'ouvrent harmonieusement de chaque côté, apaise par son équilibre.

---

1. Si la maternité où vous accouchez ou la sage-femme qui vous accompagne, n'en possèdent pas, vous pourrez vous en procurer pour une somme modique dans les magasins de vente d'accessoires médicaux.

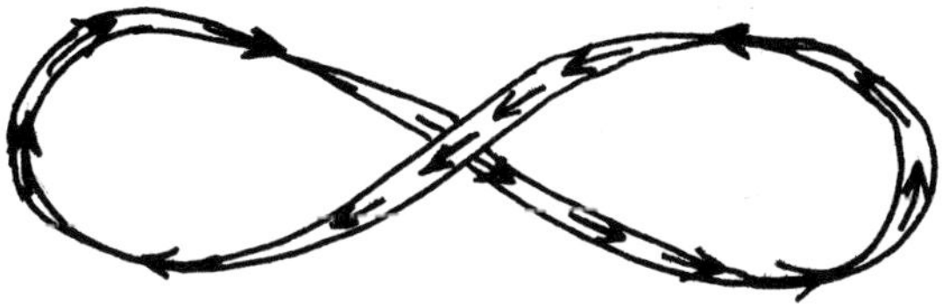

Il invite en plus au mouvement, à un **mouvement hélicoïdal** très complet car **il** peut **embrasser toutes les directions de l'espace**.

Le signe de l'infini dans le corps

Nous avons déjà remarqué qu'au niveau de notre fondement, la musculature superficielle du périnée de la femme a la forme du signe de l'infini, avec une boucle autour de la vulve et une boucle autour de l'anus. L'entrecroisement est marqué par le noyau fibreux central.

Rien n'est fait par hasard dans le corps. Ce signe de l'infini placé dans notre fondement a une symbolique remarquable. Il crée le lien entre le pôle terre, notre base, notre assise, notre fondement, et le pôle ciel, l'ouverture à l'infini, au mystère... De nombreuses expressions soulignent la nécessité d'avoir une bonne base pour s'élever : « Les pieds sur terre et la tête dans les étoiles », « Plus on veut aller haut, plus on doit s'enraciner », « Plus l'arbre s'élève vers le ciel, plus il pousse profond ses racines ».

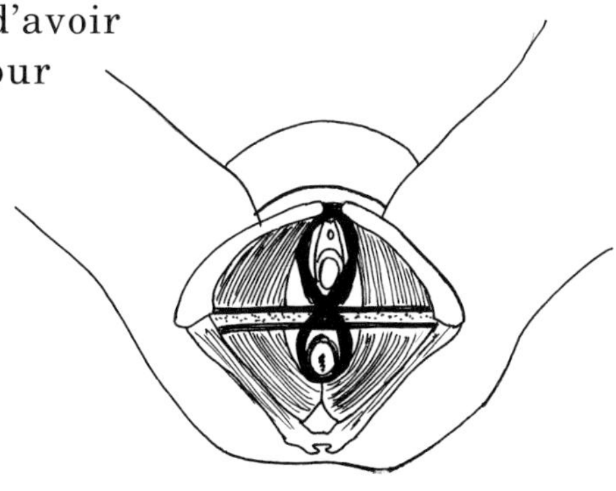

Dans l'énergétique du yoga, c'est au niveau du périnée que se trouve le « centre racine » qui est lié, de multiples façons, avec le centre énergétique coronal, porte d'accès à l'infini. Ne dit-on pas que « tout ce qui est en haut est comme ce qui est en bas » ?

Au moment de l'accouchement, c'est l'ultime porte que le bébé franchit pour arriver sur terre. L'enfant, qui vient de l'infini, fait le lien avec la terre en glissant par cette porte que la mère ouvre pour lui. Il quitte la nuit utérine pour naître à la lumière du monde.

Le signe de l'infini dans le corps en mouvement

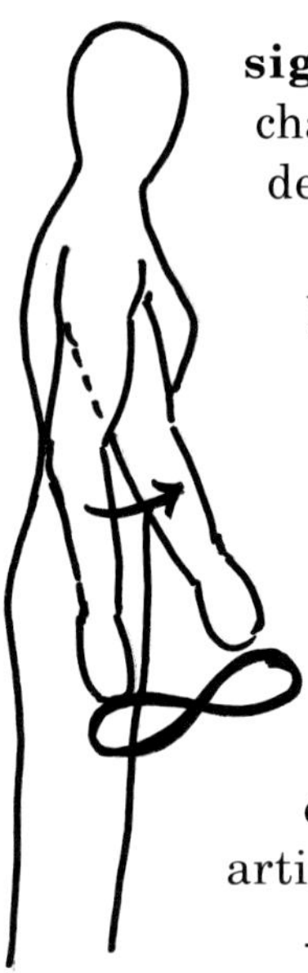

Dès que corps se met en mouvement **c'est le signe de l'infini qui l'anime**. Au niveau de chaque articulation le mouvement se fait en signe de l'infini. Prenons l'épaule par exemple :

- marchez en laissant vos bras se balancer. La première impression est de croire que la main se déplace sur une ligne ; mais si vous rentrez plus finement dans le mouvement, vous réalisez que la main décrit le signe de l'infini dans l'espace, surtout si votre buste est souple et se laisse aller au mouvement.

On pourrait multiplier les exemples en étudiant les mouvements au niveau de chaque articulation. Prenons le poignet par exemple :

- debout, laissez le bras ballant le long du corps. Déplacez la main en avant et en arrière en faisant le mouvement uniquement au niveau du poignet.

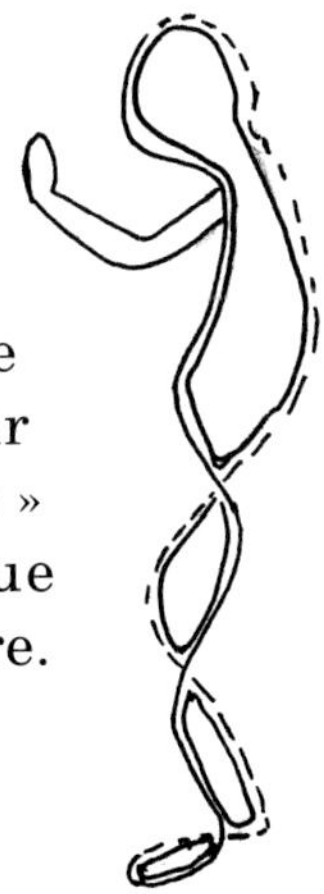

Gardez le bras souple et laissez l'avant-bras entraîné dans le balancement de la main. Il est frappant de constater là encore un mouvement de l'infini.

Si on en vient à la globalité, on retrouve le signe de l'infini dans le jeu musculaire. Pour redresser le corps, les muscles font un « relais » en passant de l'avant à l'arrière à chaque articulation comme le montre le croquis ci-contre.

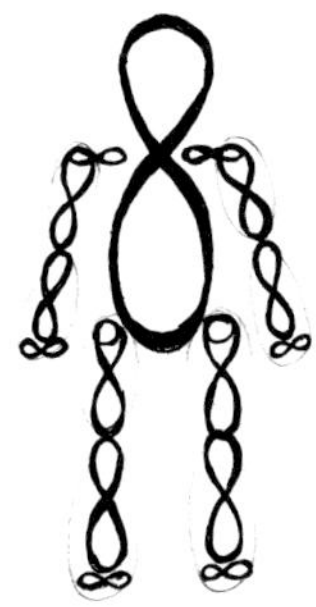

En fait **le signe de l'infini est le mouvement fondamental du corps**, et sur son rythme, vous pourrez danser votre accouchement.

Les mouvements de l'infini du bassin

Dès que vous avez acquis une aisance dans la pratique des mouvements de bascule et de rotation du bassin, vous voilà prête pour divers mouvements de l'infini. Les mouvements de bascule du bassin permettent des déblocages dans un seul plan : avant – arrière, droite – gauche.

Avec le mouvement de l'infini, vous pouvez mobiliser votre bassin dans toutes les directions de l'espace. Effectués au niveau du bassin, ils sont d'une très grande richesse :

• ils libèrent d'une manière remarquable les articulations par un jeu de microglissements dans toutes les directions et à tous les niveaux des articulations ;

• ils dénouent en profondeur tous les tissus internes, en les faisant glisser les uns sur les autres dans une richesse de directions ;

• ils dénouent tous les muscles en les sollicitant au niveau fin des fibres musculaires dans de nombreuses directions ;

• ils détendent les ligaments, souvent douloureux pendant la grossesse : tout ce système d'attaches des organes, de l'utérus en particulier, souffre souvent, car fortement modifié par le bébé qui grossit régulièrement.

Sur le dos

Allongée sur le dos, les jambes repliées, écartées de la largeur du bassin, faites le signe de l'infini avec votre bassin.

- Dessinez une boucle à droite avec la partie droite de votre bassin, croisez au centre et dessinez la boucle de l'autre côté ;

- enchaînez une série de signes de l'infini, puis appréciez, le temps de quelques respirations.

Détendez-vous dans la posture de votre choix pour laisser résonner en vous ce mouvement.

À quatre pattes

Installez votre corps à quatre pattes, les genoux écartés de la largeur du bassin, les mains de la largeur des épaules. Répartissez le poids du corps sur les quatre membres.

- Dessinez une grande boucle avec votre bassin à droite ;

- puis dessinez une autre boucle avec votre bassin à gauche.

Asseyez-vous sur les talons, posez le front sur les poings et appréciez la détente.

La danse de l'infini

La danse de l'infini du bassin

Debout, les pieds parallèles, écartés de la largeur du bassin, placez les mains sur les hanches pour mieux sentir le mouvement :

- décrivez une large boucle d'un côté ;
- puis passez de l'autre ;
- enchaînez ces mouvements.

Quand vous le souhaitez, faites une pause avant de reprendre une série. Choisissez le rythme qui vous convient à ce moment-là.

Détendez-vous dans la posture de votre choix en laissant se prolonger le mouvement en vous.

C'est cette « danse de l'infini » que vous pratiquerez le jour de la naissance. Entraînez-vous tous les jours dans le dernier mois de la grossesse pour que le mouvement soit fluide.

Vous pouvez la danser sur de la musique : choisissez-vous toute une gamme de musiques que vous aimez, pour ne pas être à court d'idées le jour de la naissance ! De plus vous pourrez danser avec le papa : les longues heures de contractions s'écouleront plus rapidement et d'une façon plus agréable !

Isabelle

La naissance de Simon fut une fabuleuse aventure. À l'arrivée à la maternité, j'étais à 2 cm de dilatation ; les contractions sont devenues régulières, toutes les 5 minutes, et beaucoup plus douloureuses. Alors mon mari et moi, nous nous sommes mis à arpenter le couloir pendant une heure et demie. Je marchais en faisant des mouvements de rotation du bassin et souvent je m'arrêtais pour faire les mouvements de l'infini. Je m'y étais entraînée régulièrement les dix derniers jours de la grossesse.

La danse de l'infini du ventre

Installez la posture debout ; ayez un bon contact des pieds sur le sol. Au lieu d'habiter votre bassin, soyez dans votre ventre et faites le mouvement au niveau de la taille :

- dessinez une boucle d'un côté ;
- croisez au niveau du nombril ;
- dessinez une boucle de l'autre côté.

Faites plusieurs mouvements, puis dans l'immobilité, appréciez pendant quelques respirations.

Reprenez alors une nouvelle série.

Vous pourrez pratiquer cette « danse de l'infini » du ventre le jour de l'accouchement, soit pendant les contractions, tant que vous le pouvez, soit pendant la phase de repos de l'utérus. Le mouvement a des avantages pendant les deux phases.

Vous pourrez faire « la danse du ventre » dès le début du travail, si le bébé est encore haut : elle favorisera son engagement dans le bassin et sa descente.

Vous choisirez « la danse du bassin » lorsque le bébé est engagé et qu'il ouvre progressivement les articulations du bassin sur son passage.

La danse de l'infini de l'utérus

Reprenez la posture debout, écartez les pieds, parallèles, de la largeur du bassin. Vous pouvez placer les mains sur les hanches pour mieux sentir le mouvement. Fermez les yeux et visualisez la poche de l'utérus dans la cavité abdominale. Situez-vous au sommet de l'utérus :

- Décrivez le signe de l'infini sur le haut de l'utérus et descendez-le progressivement. Faites une large boucle d'un côté puis de l'autre, puis un autre mouvement de l'infini juste au-dessous et ainsi de suite jusqu'en bas pour terminer par de petits signes de l'infini sur toute la longueur du col, en descendant jusque dans le vagin.

- faites une pause pendant quelques respirations, debout ou assise ;

- reprenez une nouvelle série en repartant du sommet et en descendant jusqu'au col.

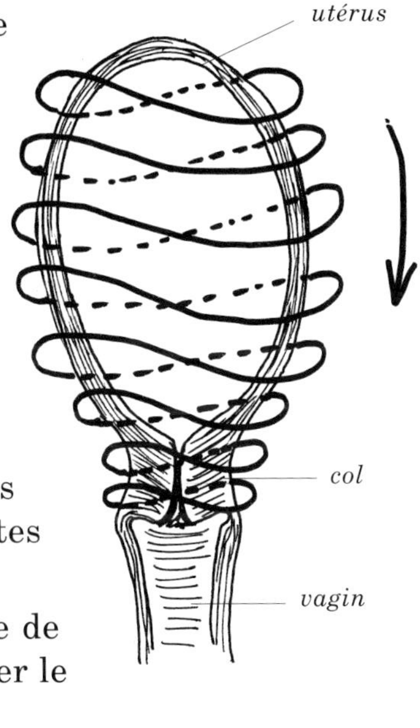

Quand vous le souhaitez, faites une pause avant de reprendre. Faites plusieurs séries à votre rythme.

Détendez-vous dans la posture de votre choix pour laisser se prolonger le mouvement en vous.

Vous pourrez pratiquer cette danse de l'infini le jour de la naissance, pendant les contractions. Entraînez-vous régulièrement pour la faire facilement le jour « J ».

Le mouvement de l'infini et l'accouchement

Le mouvement de l'infini présente de nombreux avantages au moment de l'accouchement :

• il mobilise le bassin, le ventre, l'utérus dans toutes les directions ;

• il favorise la circulation du sang ;

• il fait glisser le bébé à l'intérieur de l'utérus ;

• il permet à la mère de rester longtemps dans le mouvement pendant le travail, ce qui favorise la progression du bébé ;

• il facilite le maintien dans la posture debout qui aide le bébé à descendre ;

• les rondeurs du mouvement amènent de la fluidité dans le parcours du bébé ;

• il permet de danser son accouchement dans la joie, au lieu de s'aliter comme une malade pour accoucher dans la douleur. Quel changement d'état d'esprit !

Pendant l'accouchement vous pourrez, par moments, danser les mouvements de l'infini du bassin, à d'autres, vous choisirez ceux du ventre, que vous alternerez avec ceux de l'utérus.

Puis le moment viendra où vous aurez besoin de moins de mouvements et de plus d'intériorisation. Vous pourrez alors faire ces mouvements de l'infini **au ralenti**, puis vous diminuerez l'amplitude du mouvement pour terminer par les **mini ou micromouvements de l'infini**. Vous passerez ainsi d'un plan physique à un plan plus subtil, énergétique, plus approprié pour la fin de l'accouchement.

Les mini-mouvements de l'infini

Ces mini-mouvements de l'infini sont très pratiques car vous pourrez les faire sur la table ou la chaise d'accouchement. Vous diminuerez très progressivement l'amplitude pour arriver à un micromouvement que vous ressentez de l'intérieur mais qui ne se voit pas de l'extérieur.

Pour vous entraîner, faites-en l'expérience sur le dos, les jambes repliées, et debout. La posture à quatre pattes est peut-être moins commode à maintenir longtemps pour des mouvements au ralenti, à cause des appuis sur les poignets.

Faites essentiellement des **mini-mouvements de l'infini du bassin**. De temps en temps, faites deux ou trois séries de **mini-mouvements de l'infini de l'utérus.**

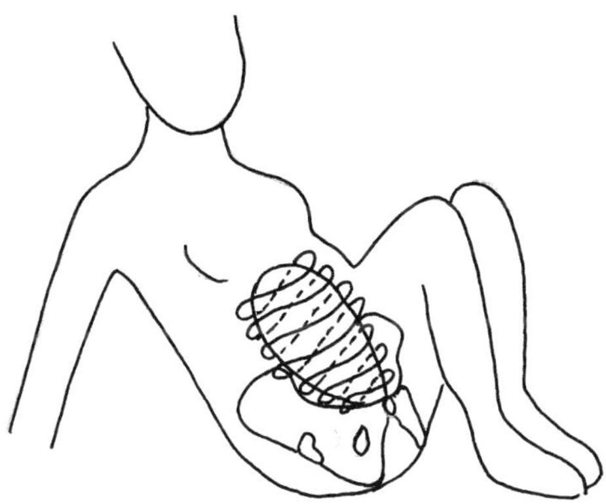

ISABELLE

Une fois la péridurale posée, j'ai pu m'asseoir et ainsi j'ai fait les mouvements de l'infini pendant les phases de détente. Je faisais les respirations de la vague en poussant mon enfant par la pensée lors des contractions.

L'intention de mouvements de l'infini

Lorsque vous arriverez à une bonne maîtrise des mini-mouvements de l'infini, passez à un niveau encore plus fin : **il n'y a plus de mouvement, que énergétique**.

Installez-vous en détente sur le dos, aménagez la position pour être confortable. Venez habiter votre bassin :

- mentalement, ressentez le mouvement de la boucle de l'infini d'un côté ;

- mentalement, ressentez le mouvement de la boucle de l'infini de l'autre côté ;

- faites une pause de quelques respirations, goûtez le délice du prolongement de ce mouvement d'énergie en vous ;

- puis reprenez un nouveau signe mental...

Ne vous précipitez pas pour les enchaîner : au contraire, prenez tout votre temps !

Vous agissez à un niveau plus subtil : les mouvements faits par l'intention sont d'une très grande puissance. Même si vous ne les ressentez pas encore, laissez-les agir en vous.

Vous pourrez les pratiquer par l'intention en fin d'accouchement. Ils conviennent tout à fait lorsque vous êtes à dilatation totale et qu'une pause se présente, en attendant l'envie de pousser. Vous pouvez également les pratiquer après chaque contraction en fin de travail ; ils sont alors une alternative à la respiration abdominale.

SUGGESTIONS POUR LE QUOTIDIEN

Dans le lit, le matin avant de vous lever ou le soir avant de vous endormir, pratiquez quelques mouvements de l'infini du bassin. Vous pouvez, au choix, les enchaîner très amples ou au contraire en minimouvements. Observez votre souplesse, le matin par exemple, après cette pratique.

CONCLUSION

Souhaitons que cette réflexion sur l'accouchement et la naissance ainsi que sa mise en pratique dans des exercices de yoga de l'énergie, permettent aux femmes, aux couples, d'envisager **une façon complètement nouvelle de mettre au monde leur enfant**. L'événement et son déroulement sont d'une importance capitale car il s'agit de **la naissance de l'humanité de demain**.

Le suivi médical de la grossesse et de la naissance est un progrès incontestable, à condition qu'il ne soit pas la porte ouverte à une hypermédicalisation abusive d'une part, et qu'il ne désapproprie pas les principaux acteurs d'un des événements les plus importants de leur vie.

Ne vous laissez pas réduire à **l'état d'objet**, restez une personne à part entière douée de réflexion et responsable. La première démarche est de vous informer, de comprendre, de dialoguer pour ensuite choisir votre approche. Prenez en compte vos perceptions intérieures : elles seules peuvent vous guider.

Oui, la vie est risquée : c'est à ce prix que nous devenons adultes. La contrepartie de cette attitude responsable est bien sûr capitale : nous devons assumer les conséquences de nos actes !

Prenez en main votre accouchement et la naissance de votre enfant !

Pour cela **il est impératif de vous préparer suffisamment tôt pendant la grossesse**. Préparez-vous, comme pour une épreuve sportive, dans votre corps et dans votre tête : assouplissez les articulations du bassin, soyez en pleine forme physique, reposée et détendue. Et redressez-vous : vous n'êtes pas malades, **accouchez dans la verticalité !**

Vous pouvez agir à chaque étape du déroulement de ce chemin vers la naissance de votre enfant. Vous avez à disposition, dans cet ouvrage et le précédent, beaucoup plus de techniques qu'il n'en faut :

- faites descendre votre bébé avec le mouvement de l'infini dans la verticalité ;
- ouvrez-lui les portes les unes après les autres ;
- ouvrez votre col ;
- vivez la respiration de la vague pendant les contractions ;
- détendez-vous après chacune d'elles ;
- restez dans l'instant présent ;
- agissez sur la douleur ;
- refusez toute pensée de peur ;
- utilisez le contact et l'énergie du père ;
- dansez la naissance ;
- accouchez dans la joie...

Mais la méthode est très souple : à vous de choisir ce qui vous convient et à quel moment. Il n'y a pas « une » façon d'accoucher, mais mille : soyez libres et créatives, **construisez votre méthode en fonction de votre ressenti du moment**.

C'est seulement dans ce cadre d'adulte, responsable, active, prête dans son corps, dans ses sentiments, dans sa tête, que vous pourrez accueillir pendant l'accouchement le grand cadeau que la vie a délicatement caché au cœur de cette expérience : **l'Initiation à la Vie**.

Vous voilà au cœur du labyrinthe, laissez jouer en vous et dans l'univers « l'Hymne à la Joie » du Jaillissement de la Vie : l'enfant peut naître.

Il n'y a plus de mots pour en parler, **seul le silence peut témoigner de cette profondeur**.

En vivant consciemment cette initiation, vous donnez naissance à **un être nouveau, né dans la Lumière et dans l'Amour :** conditions essentielles pour que grandisse l'humanité de demain.

L'initiation (*in-ire* : entrer dans), c'est essentiellement **l'accouchement et la naissance à l'Être originel, à la dimension Cosmique, au grand Tout, à l'Amour Universel, au Mystère, au Divin, au Soi, à l'Absolu...**

L'homme est un microcosme exactement analogue au macrocosme. L'Essence, la Présence, est « logée » en lui, au plus intime de lui-même, comme elle l'est en tout être vivant, mais lui peut en prendre conscience.

Plus menue que le-plus-menu,
Plus vaste que le-plus-vaste,
L'Âme est déposée
Au plus secret de la créature.[1]

Les textes anciens, les Upanishads, enseignent que le Divin prend le nom d'Âme lorsqu'il réside dans l'individu.

1. *Maha Narayana Upanishad*, 10.10.1, traduction de Jean Varenne, Paris, De Broccard, 1960.

Ici l'Âme, à la différence de ce qu'enseigne le christianisme, pour qui elle est une création de Dieu, n'est autre que l'Absolu, le Divin lui-même : elle est donc la partie éternelle en nous. Elle joue dans le microcosme le même rôle que celui qu'elle joue dans l'univers.

Tel le parfum dans la fleur,
Le beurre dans le lait,
L'huile dans le sésame,
L'or dans les pépites,
Cela est en toutes choses.
Oui, les êtres, innombrables,
Sont traversés par l'Âme
Comme les perles par le fil.
Pareille à l'huile dans le sésame,
Au parfum dans la fleur,
L'Âme est dans le corps de l'homme
Qu'elle enveloppe et qu'elle habite.[1]

L'initiation, c'est la Naissance à la Connaissance de sa nature véritable et par là **de la nature de l'Univers** (Co - naissance : naître avec).

C'est le commencement de la vie à trois, avec l'enfant...

Nous vous proposerons dans un troisième ouvrage une pratique de yoga postnatal, pour retrouver votre corps de femme, pour vous retrouver, pour trouver un nouvel équilibre en couple et dans la relation à l'enfant.

---

1. *Dhyanabindu Upanishad*, 1. à 7 dans les « Upanishads du yoga », Jean Varenne, Paris, Gallimard, 1971.

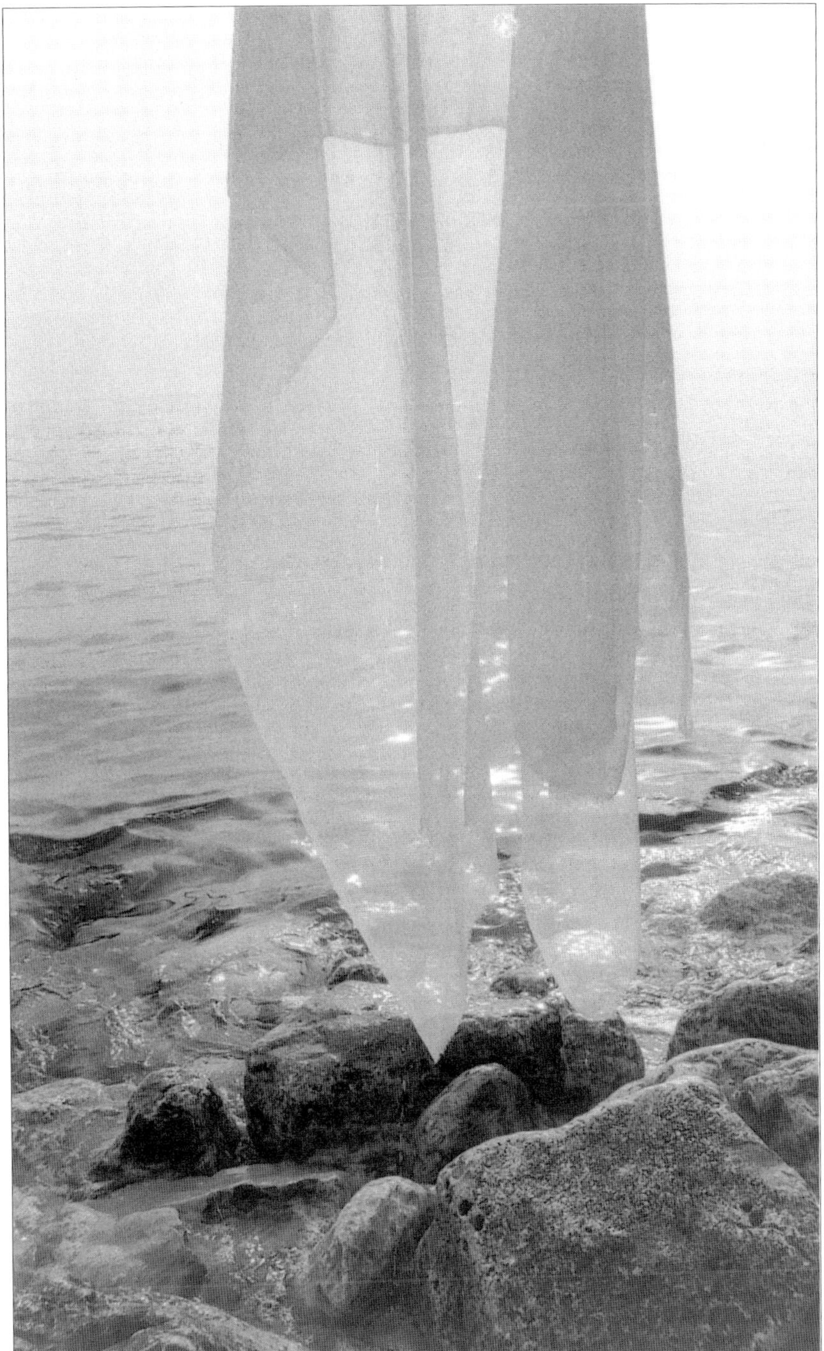

JE VOUS SALUE MARIE

Je vous salue Marie
Pleine de grâce.
Le Seigneur est avec vous.
Vous êtes bénie entre toutes les femmes.
Et Jésus, le fruit de vos entrailles,
Est béni.

J'ai reçu une éducation catholique jusqu'à ma communion solennelle, mais depuis je n'ai jamais pratiqué.

Ma démarche spirituelle a pris la voie du yoga. Ce chemin me convient mieux car pour moi, il respecte la dimension plus large, plus universelle de ma quête.

Dans ce contexte, quelle n'a pas été ma surprise lorsque, fatiguée par l'écriture de cet ouvrage, dans une pratique de profonde relaxation, j'ai récité pendant une heure le « Je vous salue Marie ».

Après la première surprise, l'acceptation : j'ai senti le lien avec le thème du livre.

J'ai alors récité cette prière comme je pouvais le faire pour des mantras. Je la sortais de son contexte religieux, trop réducteur pour moi. Je me la suis réappropriée en essayant à chaque récitation de pénétrer son sens profond, pour moi d'abord, puis pour les femmes et les couples que j'accompagne depuis plus de vingt ans.

Ce sens, le voilà :

Je vous salue, toutes les mères

Je vous salue, toutes les mères,
Vous qui êtes dans l'état de grâce
de l'Attente Sacrée.
Vous êtes porteuses du mystère de la Vie,
Comme toutes les femmes.
Et votre enfant, fruit de l'Amour,
Est sacré.

BIBLIOGRAPHIE

LE YOGA

- R. CLERC « Yoga de l'énergie » Le Courrier du livre.
- R. CLERC « Manuel de yoga » Tome 1 Le Courrier du livre.
- R. CLERC « Manuel de yoga » Tome 2 Le Courrier du livre.
- R. CLERC « Un art de vivre » Revue yoga-énergie n° 17 bis.
- R. CLERC « L'enseignement du yoga de l'énergie second degré » Cariscript
- R. CLERC « L'enseignement du yoga de l'énergie troisième degré » Cariscript
- R. CLERC « Souffle de vie » Cariscript
- R. CLERC « Trente leçons sur la concentration » Cariscript
- R. CLERC « Un chemin pour l'ère nouvelle » Cariscript
- R. CLERC « Yoga, oui...mais... » Cariscript
- R. CLERC « Les 18 mouvements préliminaires » Cariscript
- R. CLERC « Yoga du 3e millénaire » Cariscript
- R. CLERC « La respiration » Le courrier du livre
- Lucien FERRER, « Etude et pratique du Hatha Yoga », 4 tomes, Le Courrier du livre
- Lucien FERRER, « Yoga, Maîtrise de la personnalité humaine », Le Courrier du livre

LA MATERNITÉ

- MA ANAND GANDHA « Yoga et maternité » Le Souffle d'Or
- Dennis BOYES « Yoga de la femme enceinte » Epi.

- Maud FORGET « Naitre dans la joie » Courrier du livre.
- Christine SIONNET « L'éternel féminin ou la mission sacrée » Le Souffle d'Or
- Dr Moyses PACIORNIK « Apprenez l'accouchement accroupi » Ed. Faure.
- Thomas VERNY « La vie secrète de l'enfant avant sa naissance » Grasset.
- Les cahiers du nouveau-né

  n° 1-2 Naitre et ensuite

  n° 3 D'amour et de lait

  n° 4 Corps de mère, corps d'enfant

  n° 5 L'aube des sens.
- F. LEBOYER « Shantala » Le seuil.
- F. LEBOYER « Pour une naissance sans violence » Le seuil.
- F. LEBOYER « Cette lumière d'où vient l'enfant » Le seuil.
- F. LEBOYER « L'art du souffle » Albin Michel.
- F. LEBOYER « Le sacre de la naissance » Phebus.
- LADAS, WHIPPLE, PERRY « Le point G » Marabout.
- A. MONTAGU « La peau et le toucher » Le seuil.
- M. ODENT « Bien Naître » Le Seuil
- Alfred TOMATIS « L'oreille et la vie », Laffont

L'ANATOMIE

- Blandine CALAIS-GERMAIN « Anatomie pour le mouvement Tome 1 » Édition Désiris
- Blandine CALAIS-GERMAIN « Anatomie pour le mouvement Tome 2 » Édition Désiris
- Blandine CALAIS-GERMAIN « Le périnée féminin et l'accouchement » Anatomie pour le mouvement

LE DÉVELOPPEMENT PERSONNEL

- Richard MOSS « Le papillon noir » Le Souffle d'Or
- Richard MOSS « Ce je qui est nous » Le Souffle d'Or
- Richard MOSS « Le deuxième miracle » Le Souffle d'Or
- Richard MOSS « Paroles des deux mondes » Le Relié

DIVERS

- Françoise DOLTO, « La difficulté de vivre », Ergo Press
- Sig LONEGREN, « Les Labyrinthes », Édition Dangles
- Jacques BONVIN et Paul TRILLOUX, « Église Romane lieu d'énergie », Édition Dervy
- Suzanne F. FINCHER « La voie du mandala » Édition Dangles
- Dr Rüdiger DAHLKE « Mandala : comment retrouver le divin en soi » Édition Dangles
- Giuseppe TUCCI « Théorie et pratique du mandala » Édition Fayard
- Jean ROFIDAL, « Ki-Do- In Hara », Édition Au signal,Lausanne
- Jean ROFIDAL, « Do- In », Édition Au signal Lausanne
- Jean ROFIDAL, « Pour bien comprendre le DO-IN », Édition Au signal, lausanne
- K. Graf DÜRCKHEIM, « HARA », Édition Le courrier du livre

L'auteur de cet ouvrage

• a écrit un premier ouvrage, *L'Attente sacrée, 9 mois pour donner la vie*, aux éditions Le Souffle d'Or.

• organise des stages de « Yoga et Maternité » qui s'adressent :

- aux futures mères et futurs pères,
- aux sage-femmes,
- aux pratiquants de yoga,
- aux enseignants de yoga.

Si vous souhaitez commander le premier livre, ou obtenir des renseignements sur les programmes de stages, contactez :

Éditions Le Souffle d'Or, BP 3
05300 Barret-sur-Méouge
Tél. 04.92.65.52.24 - Fax. 04.92.65.08.79
e-mail : info@souffledor.fr

• fait partie de l'équipe des enseignants de « l'École de Yoga d'Évian », école de formation d'enseignants et de perfectionnement du yoga de l'énergie.

Directeur : Yves Mangeart
Secrétariat : BP 95 - 38243 Meylan
http://perso/wanadoo.fr/yoga.energie

• est présidente de « l'Union des Enseignants de Yoga de l'Isère », association qui regroupe une trentaine de professeurs de yoga de la région, réunis pour mieux faire connaître le yoga.